EJERCICIO TERAPÉUTICO E INTERVENCIONES EDUCATIVAS

PREVENCIÓN Y TRATAMIENTO DEL DOLOR INESPECÍFICO DE ESPALDA

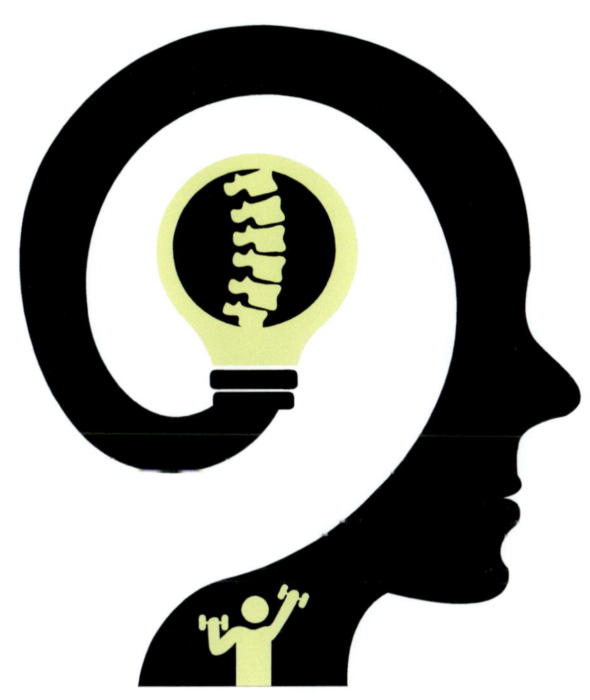

Hernández Lucas, Pablo

Ejercicio terapéutico e intervenciones educativas : prevención y tratamiento del dolor inespecífico de espalda / Pablo Hernández Lucas, Raquel Leirós Rodríguez y José Luis García Soidán. – [León] : Servicio de Publicaciones de la Universidad de León, [2025].
90 p. : il., gráf., tablas, fot. col. ; 24 cm
Bibliogr. p. 73-90. – Encuadernado con anillas.
ISBN 978-84-19682-92-5
1. Dorsalgia-Tratamiento. 2. Terapéutica por el ejercicio. I. Universidad de León. Servicio de Publicaciones. II. Leirós Rodríguez, Raquel. III. García Soidán, José Luis. IV.Título.

616.711-009.7-085

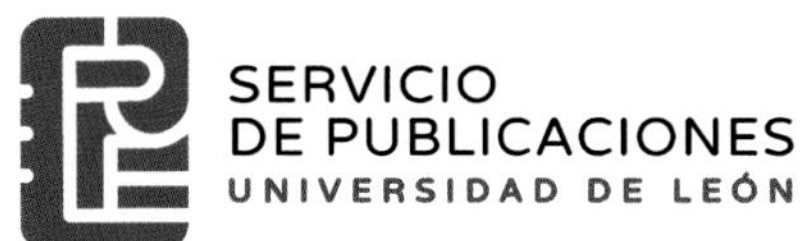

ISBN: 978-84-19682-92-5
Depósito Legal: DL LE 89-2025

Imprime: LOZANO Impresores (Granada)
Impreso en España/*Printed in Spain*
León, 2025

EJERCICIO TERAPÉUTICO E INTERVENCIONES EDUCATIVAS

PREVENCIÓN Y TRATAMIENTO DEL DOLOR INESPECÍFICO DE ESPALDA

DR. PABLO HERNÁNDEZ LUCAS
DRA. RAQUEL LEIRÓS RODRÍGUEZ
DR. JOSÉ LUIS GARCÍA SOIDÁN

ÍNDICE

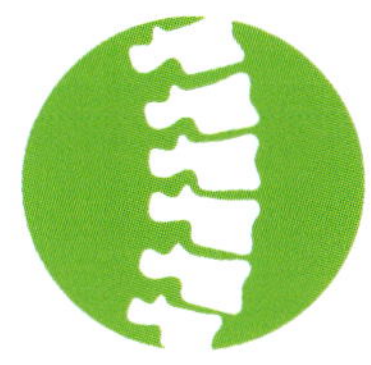

INTRODUCCIÓN

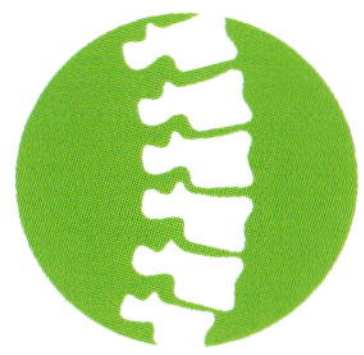

El dolor de espalda, y en particular el dolor inespecífico, es una de las afecciones de salud más comunes en la sociedad moderna, afectando a millones de personas en todo el mundo. Este tipo de dolor no solo causa malestar físico, sino que también impacta significativamente la calidad de vida de quienes lo sufren. La complejidad del dolor de espalda radica en su naturaleza multifactorial, donde interactúan factores biológicos, psicológicos y sociales, lo que hace que su manejo requiera un enfoque integral y multidisciplinario.

Este libro ofrece un análisis sencillo de este enfoque, proporcionando tanto una base teórica como propuestas prácticas para abordar esta condición. El contenido del libro está cuidadosamente estructurado en varios capítulos que cubren desde la definición y clasificación del dolor hasta estrategias de intervención que combinan la educación en salud y el ejercicio terapéutico.

El Capítulo I se centra en la definición del dolor. Este capítulo sienta las bases conceptuales de la obra, introduciendo los temas centrales y proporcionando un panorama detallado sobre el problema del dolor inespecífico de espalda. Aquí se exploran conceptos técnicos y científicos esenciales, como la nocicepción, para comprender las dinámicas del dolor crónico, así como un análisis exhaustivo de la clasificación del dolor de espalda.

El Capítulo II analiza la prevalencia y el impacto del dolor de espalda en la población, ofreciendo una visión clara de su epidemiología y de los costes económicos asociados a esta condición. Este capítulo subraya la importancia de abordar el dolor de espalda no solo desde una perspectiva clínica, sino también desde un enfoque de salud pública.

El Capítulo III aborda los factores de riesgo del dolor de espalda. En este capítulo se desglosan los factores biológicos, psicológicos y sociales que contribuyen a la aparición y perpetuación de esta dolencia. Este análisis es crucial para entender cómo las intervenciones activas y educativas enfocadas en el autocuidado pueden ser efectivas en ayudar a los pacientes a manejar su dolor.

El Capítulo IV está dedicado a la prevención del dolor de espalda, explorando los diferentes tipos de prevención y subrayando la importancia de las estrategias preventivas para reducir tanto la incidencia como el impacto del dolor de espalda en la población general.

El Capítulo V se enfoca en el tratamiento del dolor de espalda. Aquí se introducen las intervenciones educativas como herramientas fundamentales, destacando la importancia de una comunicación eficaz con el paciente que evite los efectos nocebos y fomente una relación paciente-terapeuta eficaz que ayude a la adhesión al tratamiento y aumentando su eficacia. También se discute el papel del ejercicio terapéutico como parte esencial del tratamiento.

El Capítulo VI es un aspecto central de la obra, ya que se dedica a la Escuela de la Espalda, que es uno de los programas multimodales de trabajo preventivo-terapéutico más utilizados, con el objetivo principal de mejorar la salud de la espalda que integran ambas herramientas terapéuticas como el ejercicio y la educación en salud. En este apartado se describe su evolución desde sus inicios en los años 60 hasta la actualidad donde integra los últimos avances sobre ejercicio y educación al paciente. Alejándose de enfoques biomecánicos iatrogénicos y anticuados como los propuestos por el investigador sueco Nachemson en las primeras Escuelas de la Espalda.

Finalmente, el libro concluye con los Capítulos VII y VIII, que presentan propuestas específicas para el tratamiento del dolor inespecífico en diferentes regiones de la espalda: dolor inespecífico lumbar y dolor inespecífico cervical. Estas secciones proporcionan planes de tratamiento prácticos que integran los principios discutidos a lo largo del libro, ofreciendo soluciones concretas y basadas en evidencia.

Este libro se convierte así en una herramienta útil tanto para profesionales de la salud como para pacientes. No solo proporciona una comprensión teórica, sino que también ofrece estrategias prácticas para el manejo activo del dolor de espalda. A través de la combinación de educación y ejercicio, el objetivo es empoderar a los individuos, mejorando su capacidad para gestionar su dolor y, en última instancia, elevar su calidad de vida.

CAPÍTULO I

DEFINICIÓN Y CLASIFICACIÓN DEL DOLOR DE ESPALDA

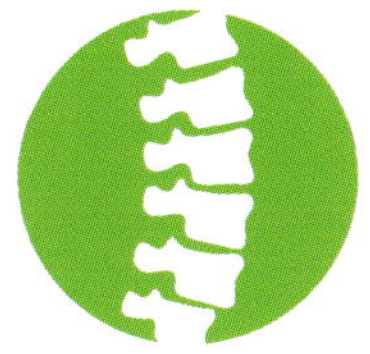

1.1. DEFINICIÓN DE DOLOR

En el ámbito de la medicina y la biología, el concepto de dolor ha sido objeto de múltiples estudios y redefiniciones a lo largo de los años. La comprensión del dolor no solo ha evolucionado con los avances científicos, sino también con una mayor apreciación de su naturaleza multidimensional, que abarca aspectos sensoriales, emocionales y sociales. En este capítulo, exploraremos la evolución de la definición del dolor, desde su primera conceptualización formal por la International *Association for the Study of Pain* (1) en 1979 hasta su reciente actualización en 2020, que refleja un enfoque más integral y matizado de esta compleja experiencia humana.

La *International Association for the Study of Pain* (1) definió por primera vez el dolor como: "Una experiencia sensorial y emocional desagradable asociada con daño tisular real o potencial, o descrita en términos de dicho daño". Acompañado de una aclaración: "El dolor siempre es subjetivo. Los biólogos reconocen que aquellos estímulos que provocan dolor son susceptibles de dañar los tejidos (1)". Esta definición se actualizó en 2020 a: "El dolor es una experiencia sensorial y emocional desagradable asociada o similar a la asociada a una lesión tisular real o potencial". Esta nueva definición viene acompañada de seis anotaciones adicionales (2):

- El dolor es siempre una experiencia subjetiva en la que influyen en mayor o menor medida factores biológicos, psicológicos y sociales.

- El dolor y la nocicepción son fenómenos diferentes: la vivencia del dolor no puede reducirse a la actividad de los canales sensoriales.

- Mediante sus experiencias de vida, los individuos asimilan el concepto de dolor y sus posibles implicaciones.

- El reconocimiento de una experiencia de dolor por parte de un individuo debe ser validado y respetado como tal.

- Aunque el dolor suele tener una función adaptativa, puede tener efectos adversos sobre la función y el bienestar social y psicológico.

- La descripción verbal es sólo uno de los diversos comportamientos para expresar el dolor; la incapacidad para su comunicación no niega la posibilidad de que un ser humano o un animal experimente dolor.

Esta nueva definición reconoce que, Esta nueva definición reconoce que, aunque la lesión tisular es un antecedente común del dolor, este puede estar presente incluso cuando el daño tisular no es perceptible, no existe o no se conoce la causa, como ocurre en el caso del dolor inespecífico de espalda (2).

1.1.2. Definiciones de dolor inespecífico lumbar y cervical

El dolor inespecífico lumbar y el dolor inespecífico cervical presentan características similares, ya que ambos implican dolor en una región del cuerpo sin una causa identificable específica. Dado que no se logra identificar una causa o no se puede asociar el dolor de manera fiable a una estructura anatómica específica. Esto sugiere la ausencia de patología o daño tisular significativo, o bien, que el daño presente no es lo suficientemente severo como para justificar la intensidad del dolor experimentado

El dolor inespecífico lumbar y el dolor inespecífico cervical comparten características similares, ya que ambos se manifiestan como dolor en una región específica del cuerpo sin una causa identificable. En estos casos, no es posible vincular el dolor de manera fiable a una estructura anatómica concreta, lo que sugiere la ausencia de patología evidente o daño tisular significativo (3-6).

El dolor inespecífico lumbar se sitúa entre la última costilla y la cresta ilíaca, con posibilidad de irradiarse hacia los glúteos o las piernas. Puede ser continuo o intermitente, y los pacientes lo describen como una sensación ardiente, punzante o un dolor sordo. Además, quienes padecen DIL pueden presentar síntomas adicionales como rigidez en la región lumbar, debilidad muscular y dificultad para moverse (4,7).

El dolor inespecífico cervical se ubica entre la base del cráneo y la primera vértebra torácica, aunque puede irradiarse hacia otras áreas como la cabeza, los hombros, los brazos o la parte superior de la espalda. En ocasiones, se presenta junto con rigidez en el cuello, dolores de cabeza y fatiga muscular (8–10).

Estas características clínicas de ambas dolencias generan un incremento en los índices de discapacidad en los pacientes, lo que impacta negativamente su independencia y autonomía (11,12). Además, generan un aumento del miedo a moverse al paciente o evitar determinados gestos, lo que puede desencadenar un ciclo de inactividad y evitación. Esto, a su vez, contribuye a la disminución de la fuerza muscular, pérdida de flexibilidad y un agravamiento de los síntomas (13,14). Este conjunto de factores, desencadenados por las manifestaciones clínicas, impacta negativamente en el estado emocional y social del individuo, intensificando así la disminución de su calidad de vida (5,12,15).

1.1.3. Nocicepción

Los nociceptores son terminaciones nerviosas libres especializadas en la detección de estímulos potencialmente dañinos, que podrían causar lesión o daño a los tejidos del cuerpo. Actúan como sensores del dolor, capaces de responder a estímulos moleculares, mecánicos, térmicos y químicos (16). El nociceptor, una vez que detecta un cambio local, este puede ser codificado abriendo un canal iónico, lo que genera un potencial de acción que se propaga a lo largo de la fibra nerviosa. Este proceso de codificación eléctrica del nociceptor, se conoce como transducción (16).

Durante el proceso de la transmisión, las señales eléctricas generadas son transportadas a través de las fibras nerviosas periféricas hacia la médula espinal. Las fibras nerviosas implicadas incluyen las fibras A-delta, que transmiten el dolor agudo y las fibras C, que transmiten el dolor crónico. Las señales de dolor se transmiten a las neuronas del cuerno dorsal de la médula espinal, donde existe un mecanismo neuronal que actúa como una puerta. Esta compuerta puede abrirse o cerrarse. Por ejemplo, las fibras A-beta (asociadas con el tacto) pueden influir en la compuerta y cerrarla, inhibiendo así la transmisión de señales de dolor por las fibras C y A-delta. Tal y como ocurre, cuando se golpea una rodilla y al frotar la zona afectada, las señales táctiles pueden ayudar a "cerrar" la puerta y reducir la sensación de dolor. Cuando la puerta está abierta, las señales de dolor pasan y se envían hacia el cerebro a través de diferentes vías ascendentes, principalmente a través del tracto espinotalámico

Durante el proceso de transmisión, las señales eléctricas generadas son transportadas a través de las fibras nerviosas periféricas hacia la médula espinal. Las fibras implicadas en esta transmisión incluyen las fibras A-delta, que llevan el dolor agudo, y las fibras C, que transmiten el dolor crónico. Al llegar a la médula espinal, las señales de dolor son recibidas por las neuronas en la asta dorsal, donde un mecanismo neuronal actúa como una compuerta que puede abrirse o cerrarse. Por ejemplo, las fibras A-beta, que están asociadas con el tacto, pueden influir en esta compuerta, cerrándola y bloqueando la transmisión de señales de dolor enviadas por las fibras C y A-delta. Esto explica por qué frotar una zona afectada, como una rodilla golpeada, puede ayudar a reducir la sensación de dolor al activar las señales táctiles que cierran la puerta. Cuando la compuerta está abierta, las señales de dolor continúan su camino hacia el cerebro a través de diferentes vías ascendentes, principalmente por el tracto espinotalámico (16).

Las señales de dolor llegan al cerebro, donde se procesan en diversas áreas, incluido el tálamo, que funciona como un centro de distribución, enviando la información al córtex somatosensorial y a otras regiones involucradas en la respuesta emocional y cognitiva al dolor. La experiencia subjetiva del dolor surge de la combinación de la interpretación sensorial (como la localización del dolor), la respuesta emocional (por ejemplo, el miedo) y la respuesta cognitiva (como las creencias o experiencias previas). Este proceso se conoce como percepción. Simultáneamente, la señal de dolor puede ser modulada, es decir, amplificada o atenuada, mediante la liberación de neurotransmisores y neuromoduladores (16).

Por lo tanto, como señala la nueva definición de dolor: "el dolor y la nocicepción son fenómenos diferentes (2)". Por lo cual "la vivencia del dolor no puede reducirse a la actividad de los canales sensoriales ya que se deben tener en cuenta también que, mediante sus experiencias de vida, los individuos asimilan el concepto de dolor y sus posibles implicaciones (2)".

En el libro *Explain Pain* (17), los profesores David Butler y David Moseley (17), narran varios ejemplos que ayudan a entender este concepto:

- Ejemplo de estímulos mecánicos, sin que exista ninguna queja de dolor. "Un jugador de fútbol que ha marcado un gol importante seguramente tendrá a todo el equipo encima de él; un peso de casi una tonelada. Sin embargo, siempre se levanta sonriendo y sigue jugando, frecuentemente mejor que antes (17)".

- Ejemplo de percepción de dolor sin estimulo mecánico real. "Unos voluntarios introducían la cabeza dentro de un estimulador simulado y se les decía que una corriente eléctrica les atravesaría la cabeza. A pesar de que no se les daba ninguna estimulación, referían un dolor que aumentaba exactamente de acuerdo con la intensidad indicada por el estimulador (18)".

- Ejemplo de modulación del dolor. "Muchas historias hablan de soldados que durante la guerra sufrieron una lesión grave, incluso perdieron totalmente un miembro, y que aun así refirieron poco o ningún dolor (19)". "¿Qué pasa cuando uno se hace un corte con una hoja de papel? La herida no es profunda, la lesión es pequeña, pero ¡cómo duele! El corte arde, te pone de mal humor y parece increíble que algo así pueda doler tanto (17)".

1.2. CLASIFICACIÓN DEL DOLOR

Existen varias clasificaciones para el dolor, y una de las más ampliamente aceptadas es la propuesta por la International *Association for the Study of Pain* (20). Esta organización, en su enfoque inicial, distinguía el dolor en dos categorías principales (20,21):

- Dolor nociceptivo: causado por la activación de los nociceptores debido a daño en tejido no neural como, por ejemplo: tejido musculoesquelético o visceral.

- Dolor neuropático: causado por una lesión o enfermedad del sistema somatosensorial.

Sin embargo, en 2017, se añadió una tercera categoría con la introducción del término dolor nociplástico (20).

- Dolor nociplástico: surge de una nocicepción alterada a pesar de que no hay evidencia clara de daño tisular real o potencial que provoque la activación de los nociceptores periféricos o evidencia de enfermedad o lesión del sistema somatosensorial que causa el dolor (20).

En consecuencia, un paciente puede experimentar dolor de espalda incluso cuando no se puede identificar de manera fiable una causa anatomopatológica específica (4,22). Las causas precisas de este fenotipo de dolor nociplástico son complejas y pueden variar de un individuo a otro, aunque a menudo involucran una combinación de factores genéticos, ambientales y psicológicos (23).

Entre las características clínicas más comunes que definen el dolor nociplástico se encuentran una serie de síntomas y manifestaciones específicas que permiten diferenciarlo y son cruciales para un diagnóstico preciso. A continuación, se enumeran las principales (23,24):

- Cuadro clínico de dolor de al menos 3 meses.

- Distribución del dolor regional, y no concreta.

- Difícil de explicar completamente por mecanismos nociceptivos o neuropáticos.

- Hipersensibilidad en el área donde se experimenta el dolor.

- No suele presentarse de forma aislada y suele ir acompañado de otros síntomas asociados al sistema nervioso central, como fatiga y alteraciones del sueño, deterioro cognitivo, hipersensibilidad a estímulos externos o psicológicos como depresión o ansiedad.

- Respuesta escasa o nula a los analgésicos convencionales (incluidos los opiáceos).

Este fenotipo de dolor puede ocurrir de forma aislada o como comorbilidad en pacientes con condiciones de dolor nociceptivo o neuropático (20), en estos casos se emplea el término dolor mixto (22). Este tipo de dolor a menudo se utiliza para describir afecciones como el dolor lumbar que puede tener componentes nociceptivos, neuropáticos y nociplásticos (22).

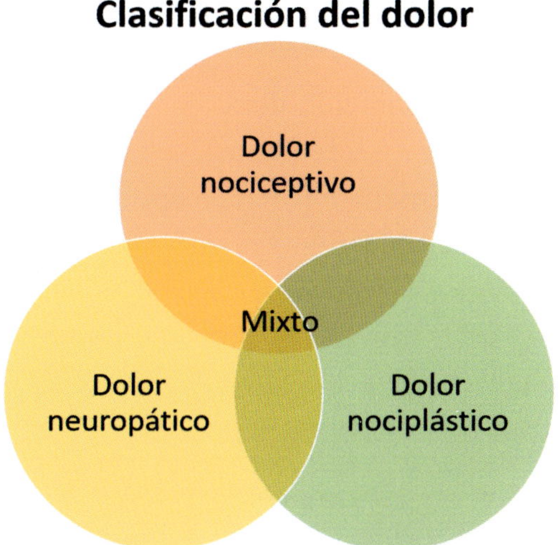

Clasificación para el dolor propuesta Association for the Study of Pain (20).

1.2.1. Clasificación del dolor de espalda

En la práctica médica y científica, se emplean diversas clasificaciones para categorizar el dolor de espalda, cada una de ellas basada en diferentes criterios que ayudan a comprender mejor su origen y características. A continuación, se describen algunas de las clasificaciones más comunes:

Clasificación según la localización del dolor: se segmenta el dolor de espalda de acuerdo con la región de la columna vertebral que se ve afectada, como el dolor cervical (entre el occipital y la primera vértebra torácica), el dolor torácico (entre la primera vértebra torácica y la última costilla) y el dolor lumbar (entre la última costilla y la cresta ilíaca) (25,26).

Clasificación según la causa subyacente del dolor: Se diferencia entre el dolor de espalda específico, que se caracteriza por contar con evidencia clínica y resultados de pruebas que coinciden con los síntomas, y el dolor inespecífico, en el cual las exploraciones y pruebas no revelan una causa clara o son inconsistentes con los síntomas presentados. El dolor de espalda específico, que representa aproximadamente el 5-10% de los casos, incluye causas como problemas mecánico-degenerativos (como la artrosis), inflamatorios (como la espondilodiscitis), discopatías (como la protrusión discal), inestabilidad (como la anterolistesis), enfermedades oncológicas (como la metástasis ósea) y compresión local (como la estenosis) (4,27).

Clasificación según la duración del dolor: el dolor de espalda puede clasificarse en agudo (menos de 6 semanas), subagudo (entre 6 y 12 semanas) y crónico (más de 12 semanas) (27). Los episodios de dolor agudo generalmente presentan una evolución favorable en las primeras semanas (28,29), mientras que el dolor crónico tiende a manifestarse con molestias persistentes o recurrencias frecuentes que pueden prolongarse durante más de un año. Además, se ha observado una correlación entre una menor duración del dolor y un mejor pronóstico (30,31).

Clasificación según la gravedad del dolor: puede clasificarse según su intensidad en leve, moderado o intenso. Esta clasificación es, en gran medida, subjetiva, ya que la percepción del dolor varía entre individuos. Sin embargo, se puede evaluar de manera más sistemática utilizando diversas escalas validadas científicamente, como la escala visual analógica (32). El dolor leve es aquel que no afecta de manera significativa las actividades diarias, mientras que el dolor moderado es más intenso y puede interferir con las actividades diarias del paciente, aunque sin ser completamente incapacitante. En cambio, el dolor intenso puede limitar la capacidad de realizar actividades cotidianas de manera considerable (32).

CAPÍTULO II

EPIDEMIOLOGÍA E IMPACTO ECONÓMICO DEL DOLOR DE ESPALDA

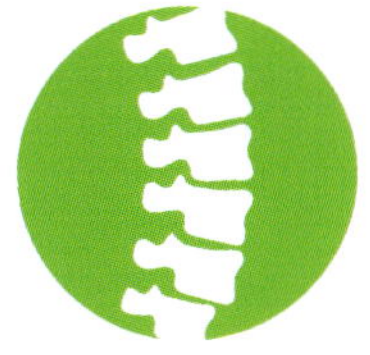

2.1. EPIDEMIOLOGÍA E IMPACTO ECONÓMICO DEL DOLOR DE ESPALDA

El dolor de espalda tiene un impacto socioeconómico de tal calibre a nivel mundial, que es considerado como un problema de salud pública (25,33,34). Entre todos los tipos de dolor de espalda, el más común es el localizado en la zona lumbar, seguido por el dolor cervical, y finalmente, el dolor en la región dorsal (25,26). Según el *Global Burden of Disease* (25), el estudio epidemiológico observacional más exhaustivo realizado hasta la fecha, en 2019 se registraron 568 millones de casos prevalentes de dolor lumbar y 223 millones de dolor cervical, respectivamente (25). Asimismo, la lumbalgia fue identificada como la afección más prevalente en 134 de los 204 países examinados en el estudio (35).

La incidencia de casos en 2019 fue de 223,5 millones a nivel lumbar y 47,5 millones a nivel cervical (3,25,35). Esto representó un incremento del 13,5% en casos de dolor lumbar y del 22,1% en casos de dolor cervical en comparación con 2010 (3,25,35). Entre las 369 enfermedades analizadas en este estudio (28), el dolor lumbar y el dolor cervical se encuentran entre las principales causas de años de vida ajustados por discapacidad (25). Este indicador se emplea en salud pública y epidemiología para medir la carga de enfermedad, cuantificando los años perdidos en términos de buena calidad de vida. En total, 86 millones de años vividos con discapacidad están asociados al dolor de espalda, lo que equivale al 10% del total, con una tasa estandarizada por edad de 10,5 años vividos con discapacidad por cada 1000 habitantes (3,25).

La Encuesta Europea de Salud en España (36), realizada en el año 2020 a 22.072 personas, indicó que el DL y DC están entre las cinco enfermedades o problemas de salud que la población refiere padecer con mayor frecuencia ya que afecta respectivamente al 13,7% y 11,3% de la población española (36).

2.2. COSTE ECONÓMICO DEL DOLOR DE ESPALDA

El dolor de espalda no solo es una dolencia común que afecta a una gran parte de la población mundial, sino que también genera costos económicos considerables, tanto directos como indirectos (34). Entre los costos directos, se destacan los gastos sanitarios asociados con consultas médicas, pruebas diagnósticas, hospitalizaciones, tratamientos de fisioterapia, psicoterapia y el consumo de medicamentos. En cuanto a los costos indirectos, estos incluyen la reducción de la productividad laboral, causada tanto por el absentismo, cuando los empleados se ausentan del trabajo debido al dolor, como por el presentismo, cuando asisten a trabajar pero su rendimiento se ve afectado por la dolencia (37). El dolor de espalda se ha convertido en una de las principales causas de discapacidad en las últimas dos décadas (25). En particular, la lumbalgia es la segunda causa más común de atención médica en los países desarrollados, ocupa el tercer lugar como causa de cirugía e incapacidad funcional, y es la quinta razón más frecuente de hospitalización (38-41).

En los Estados Unidos, el dolor lumbar y el dolor cervical fueron las afecciones que ocasionaron el mayor gasto en atención médica entre las 154 analizadas en 2016 (42). Con un costo estimado de 134.500 millones de dólares, superaron el gasto total de todas las demás afecciones musculoesqueléticas combinadas, que ascendió a 129.800 millones de dólares (42).

En Alemania, el gasto relacionado con el dolor de espalda alcanzó los 48.900 millones de euros en 2005, representando el 2,2% del producto interior bruto nacional. Cada paciente con dolor de espalda genera un coste anual de 1.322 euros. De ese total, el 46% corresponde a costos directos de tratamiento, mientras que el 54% se atribuye a costes indirectos (43). En el Reino Unido, los pacientes atendidos en atención primaria entre 2007 y 2009 con dolor lumbar crónico tuvieron unos costes sanitarios el doble de altos en comparación con aquellos que no padecían esa dolencia, con un gasto de £1.074 frente a £516 (44). El coste total asciende a aproximadamente 12.300 millones de libras, de los cuales la mayor parte corresponde a costes indirectos (45).

De acuerdo con la Encuesta Nacional de Salud de 2020 (40), los costes asociados al dolor de espalda en España alcanzaron los 8.945,6 millones de euros, de los cuales el 25,5% correspondieron a costes directos y el 74,5% a costes indirectos. En total, estos gastos representaron el 0,68% del producto interior bruto nacional (40). Asimismo, el informe anual del Sistema Nacional de Salud del Ministerio de Sanidad (46), Servicios Sociales e Igualdad señala que la lumbalgia es responsable del 12,5% de las bajas laborales en España (46).

CAPÍTULO III

FACTORES DE RIESGO DEL DOLOR DE ESPALDA

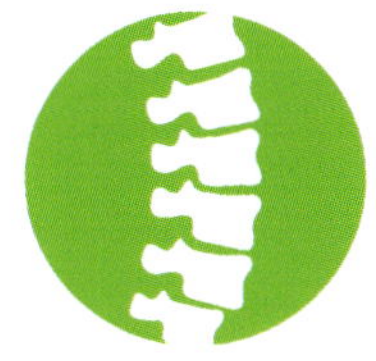

3.1. FACTORES DE RIESGO DEL DOLOR DE ESPALDA

Un factor de riesgo es cualquier característica, condición o comportamiento que incrementa la probabilidad de desarrollar una enfermedad, sufrir una lesión o experimentar otro resultado adverso en la salud (33). Según el modelo biopsicosocial propuesto por Engel en 1977, los factores de riesgo del dolor de espalda pueden dividirse en tres categorías: factores biológicos, psicológicos y sociales (47,48).

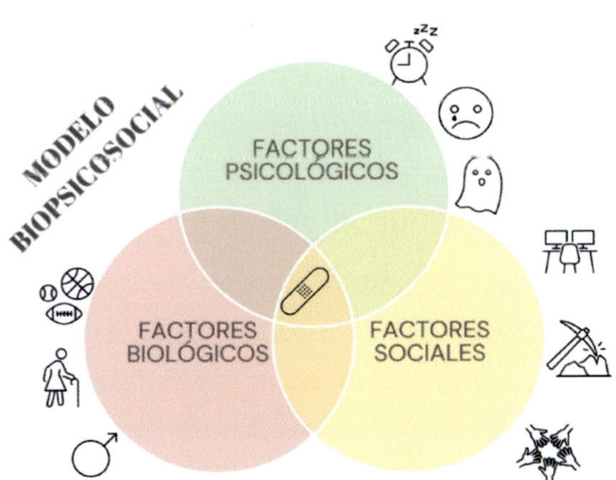

Factores de riesgo del dolor de espalda

Modelo biopsicosocial del dolor descrito por Engel en 1977 (48).

3.2. FACTORES BIOLÓGICOS

Un factor biológico en el contexto de una dolencia o enfermedad se refiere a cualquier característica biológica o fisiológica de un individuo que puede afectar el desarrollo, la progresión o el resultado de dicha enfermedad (3,4,6).

Los principales factores biológicos son:

*   Edad: El riesgo de desarrollar dolor de espalda incrementa con la edad, especialmente a partir de los 40 años, debido a cambios naturales como la reducción de la densidad ósea (4,6,25,35,49,51,58).

*   Sexo: las mujeres pueden ser más susceptibles al dolor de espalda debido a condiciones específicas como la osteoporosis y el embarazo (4,6,51,56,58,66).

*   Historial médico: los pacientes que han experimentado dolor de espalda en el pasado tienen un mayor riesgo de volver a padecerlo. Además, ciertas enfermedades o problemas de salud pueden incrementar las probabilidades de sufrir dolor de espalda. Entre estas afecciones se incluyen la artritis, el cáncer, la diabetes, las enfermedades cardiovasculares y las enfermedades pulmonares (6,51,57).

*   El hábito tabáquico: el consumo de tabaco puede reducir el flujo sanguíneo hacia la columna vertebral, lo que podría favorecer la degeneración discal. Sin embargo, algunos estudios sugieren que el tabaco actúa como una variable de confusión, lo que implica que no sería el causante directo del dolor de espalda. En cambio, su consumo podría estar correlacionado con otros factores que son los verdaderos responsables del incremento del riesgo de sufrir dolor en esta área (4,6,51,62).

*   Sobrepeso: aumenta la presión sobre la columna vertebral, lo que podría desencadenar dolor de espalda. Además, incrementa el riesgo de desarrollar otras enfermedades que aumentan la comorbilidad, como las enfermedades cardiovasculares o metabólicas (4,61).

- El sedentarismo: puede resultar en consecuencias como el aumento de peso, llegando incluso a la obesidad, el debilitamiento muscular y la pérdida de movilidad, lo que puede hacer que la espalda sea más vulnerable al dolor. Por otro lado, la práctica regular de ejercicio es una estrategia efectiva para reducir el riesgo de padecer dolor de espalda. Si el dolor ya está presente, mantener un nivel de actividad física que sea tolerable puede ayudar a reducir tanto la intensidad como la duración del dolor (53,60,61,67).

- Desacondicionamiento muscular: la falta de resistencia muscular puede causar fatiga muscular más rápidamente y provocar la aparición de dolor de espalda. Una disminución de la fuerza muscular puede aumentar la discapacidad y elevar el riesgo de que el dolor se vuelva crónico. Por el contrario, una musculatura bien desarrollada y equilibrada potencia la capacidad de soportar cargas, mejora la movilidad, y estabiliza y optimiza el funcionamiento de la columna vertebral (60,63–65,68–74).

- Falta de flexibilidad: los tejidos musculares, tendinosos y miofasciales tensos o inflexibles pueden restringir el movimiento y la postura, lo que ejerce un estrés adicional sobre la columna vertebral. La reducción del rango de movimiento en la espalda puede afectar actividades diarias como sentarse, levantar objetos o agacharse, lo que puede desencadenar un ciclo de dolor y limitación que se retroalimenta (75–79).

3.3. Factores psicológicos

Un factor de riesgo psicológico se refiere a cualquier rasgo psicológico, estado emocional o patrón mental que incrementa la probabilidad de sufrir una enfermedad o afección (33,42,55). Algunos de los factores psicológicos que pueden contribuir al riesgo de desarrollar o mantener el dolor de espalda incluyen:

- La depresión y la ansiedad: estas condiciones de salud mental pueden intensificar la percepción del dolor y complicar su manejo. Las personas que padecen depresión y/o ansiedad suelen reportar niveles más elevados de dolor y malestar en la espalda (4,49,55,80).

- El estrés: puede intensificar la percepción del dolor al mantener al cuerpo en un estado continuo de "lucha o huida", lo que a su vez puede incrementar la tensión muscular y la sensibilidad al dolor (49,55,81,82).

- Catastrofismo: las estrategias de afrontamiento inadecuadas, como el catastrofismo o la creencia de que el dolor es insoportable y empeorará, pueden prolongar el dolor y aumentar la discapacidad. En cambio, tener confianza en la propia capacidad para manejar el dolor, es decir, una alta autoeficacia, puede conducir a mejores resultados (55,83,84).

- Alteraciones del sueño: el dolor de espalda puede interrumpir el sueño, y a su vez, la falta de sueño puede agravar esta dolencia, creando un círculo vicioso. La privación del sueño incrementa la sensación de fatiga y malestar, lo que a su vez puede aumentar la sensibilidad al dolor. Además, el descanso es esencial para los procesos de recuperación y reparación del organismo (49,55,85,86).

- Kinesiofobia: el temor a moverse debido a la percepción de vulnerabilidad ante la posibilidad de lesionarse o sentir dolor contribuye al desarrollo y la persistencia del dolor de espalda. Este comportamiento de evitación puede reducir la actividad física en general, lo que a su vez puede llevar a una pérdida de fuerza muscular, rigidez y discapacidad. El miedo al movimiento puede limitar significativamente las actividades diarias, afectando de manera notable los aspectos físicos de la calidad de vida, como la restricción de las funciones físicas. Además, tiene un impacto negativo en la salud mental, provocado por un miedo excesivo e irracional. De esta manera, la kinesiofobia puede desencadenar un círculo vicioso de temor, inactividad, deterioro físico y aumento del dolor (55,84,84,87–90).

3.4. FACTORES SOCIALES

Los factores de riesgo sociales son condiciones o circunstancias en el entorno social o cultural de una persona que pueden aumentar la probabilidad de que desarrolle una enfermedad o afección (56,82,91). Los factores sociales más relevantes relacionados con el dolor de espalda son:

- Entorno laboral: a insatisfacción laboral, las altas demandas en el trabajo, la ergonomía inadecuada del puesto de trabajo o la percepción de un desequilibrio entre el esfuerzo realizado y la recompensa obtenida son factores que pueden contribuir al desarrollo y la prolongación del dolor de espalda (51,56,58,94,96–98).

- El acceso limitado a servicios de salud: la falta de apoyo social y sanitario, pueden dificultar la prevención y el tratamiento adecuado del dolor de espalda, lo que aumenta el riesgo de que se convierta en una condición crónica (97).

- Creencias sociales erróneas acerca del origen del dolor de espalda: la forma en que la cultura trata los conceptos relacionados con el dolor y la salud puede influir de manera significativa en las actitudes individuales hacia estos temas. Adoptar una postura pasiva ante el tratamiento o creer en ideas erróneas sobre el dolor de espalda puede contribuir a que la afección persista (84,99).

Estos factores se pueden clasificar en factores de riesgo intrínsecos y extrínsecos (33,100,101). Los factores de riesgo intrínsecos son aquellos inherentemente vinculados a la biología del individuo y que no pueden ser modificados por influencias externas, como la edad o el sexo (33,100,101). Por otro lado, los factores de riesgo extrínsecos son aquellos relacionados con el entorno o el comportamiento que pueden ser modificados, como la kinesiofobia, el sedentarismo, el desacondicionamiento muscular o las creencias erróneas sobre las causas del dolor (33,100,101).

CAPÍTULO IV

PREVENCIÓN DEL DOLOR DE ESPALDA

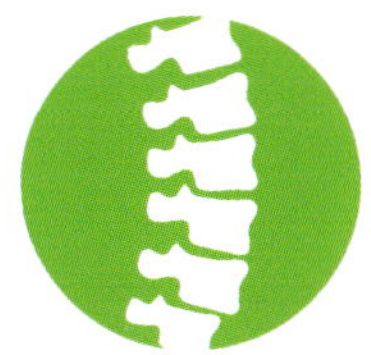

4.1. PREVENCIÓN DEL DOLOR DE ESPALDA

La literatura científica destaca la relevancia de adoptar medidas preventivas para evitar la aparición del dolor de espalda, una condición que afecta a una parte significativa de la población en algún momento de sus vidas (25). De hecho, un aspecto relevante es que haber experimentado un primer episodio de dolor de espalda constituye uno de los principales factores de riesgo para futuros problemas (6,51,57). Entre las estrategias más efectivas se encuentran la educación en salud dirigida al paciente y la práctica regular de ejercicio (53,102–104).

En primer lugar, la educación en salud juega un papel fundamental en la prevención del dolor de espalda. Proporcionar a los pacientes información sobre las causas y factores de riesgo asociados con esta afección les permite tomar decisiones informadas, empoderándolos con las herramientas necesarias para mejorar su salud y bienestar (53,102–105).

Por otro lado, el ejercicio físico regular es un componente crucial en la prevención del dolor de espalda, ya que ayuda a mitigar factores de riesgo como el sobrepeso, contribuyendo al control del peso corporal y, por ende, a la reducción del riesgo de desarrollar esta dolencia (61).

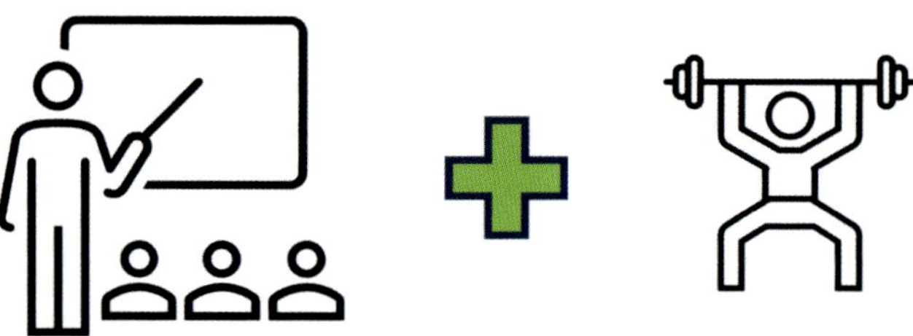

Nota: elaboración propia.

Para abordar de manera efectiva la prevención del dolor de espalda, es necesario un enfoque integral que combine la educación en salud con la promoción de la actividad física regular. Estas estrategias conjuntas representan un enfoque proactivo para reducir la incidencia del dolor de espalda y mejorar el bienestar general de la población (53,102–105). Además, en una revisión sistemática con metaanálisis que publicamos en 2023, se concluyó que los programas que combinan ejercicio y educación parecen tener un mayor efecto preventivo sobre el DIE que las que incluyen ejercicio o educación de forma aislada (106).

4.2. Niveles de prevención del dolor de espalda

Conocer los factores de riesgo asociados con esta dolencia es crucial para diseñar intervenciones preventivas en distintos niveles (33,51,96,107).

En cuanto a la prevención primaria del dolor de espalda, la identificación de los factores de riesgo es fundamental para detectar los distintos escenarios y/o individuos con mayor predisposición a desarrollar este trastorno por primera vez. De esta manera, se pueden implementar intervenciones específicas dirigidas a evitar su aparición (33,51,96,107,108).

En la prevención secundaria, la identificación de factores de riesgo puede ayudar a detectar la dolencia en sus etapas iniciales y a implementar medidas para prevenir su progresión (33,51,96,107,108).

En la prevención terciaria, abordar los factores de riesgo puede ser clave para el tratamiento y la rehabilitación del dolor de espalda ya establecido, mejorando la calidad de vida de los pacientes y facilitando su reintegración en la vida social y laboral (108).

En la prevención cuaternaria, la identificación de pacientes en riesgo de sobretratamiento es crucial para protegerlos de intervenciones médicas innecesarias y ofrecerles alternativas éticamente aceptables (109).

La gran mayoría de los factores de riesgo mencionados anteriormente son de naturaleza modificable, ya que abarcan los ámbitos personal, social y laboral. Es fundamental aumentar la conciencia de la población mediante la educación en salud, para intervenir de manera efectiva sobre estos factores y, de este modo, contribuir a la prevención del dolor de espalda, como se ilustra en la siguiente tabla (33,51,96,107).

Tabla 1. Formas de prevención del dolor de espalda para el factor de riesgo sedentarismo

Factor de riesgo (sedentarismo)	Objetivo	Ejemplo
Prevención Primaria	Evitar que aparezcan casos de dolor de espalda.	Enseñar las recomendaciones de la Organización Mundial de la Salud a la población y realizar por lo menos 150 a 300 minutos de actividad física por semana (110).
Prevención Secundaria	Detectar la dolencia precozmente e impedir su progresión.	Si no puede realizar actividad física por dolor de espalda acudir al servicio de salud e intentar estar activo (111).
Prevención Terciaria	Rehabilitar el dolor de espalda.	Realizar programas terapéuticos que engloben ejercicio y educación al paciente (112).
Prevención Cuaternaria	Evitar el sobretratamiento del dolor de espalda.	Evitar o limitar el uso de analgésicos u ortesis. A través de la educación en salud de la población (112).

CAPÍTULO V

TRATAMIENTO DEL DOLOR DE ESPALDA

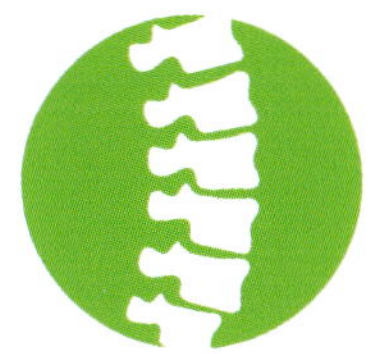

5.1. TRATAMIENTO DEL DOLOR DE ESPALDA

El tratamiento del dolor inespecífico de espalda suele centrarse en aliviar los síntomas y prevenir futuros episodios mediante medidas no farmacológicas, como la fisioterapia, la terapia cognitivo-conductual o la terapia ocupacional. En algunos casos, puede ser necesario el uso de analgésicos, relajantes musculares y/o antiinflamatorios no esteroideos para controlar el dolor y reducir la inflamación (112–116). No obstante, cada vez más revisiones cuestionan la efectividad clínica significativa del tratamiento farmacológico en el manejo del dolor inespecífico de espalda (117–120).

Las guías clínicas han adoptado un enfoque menos medicalizado para el manejo del dolor de espalda, priorizando las intervenciones no farmacológicas como la primera línea de atención (117–120). También destacan el ejercicio y la educación al paciente como componentes fundamentales en el manejo del dolor de espalda (4,112,116,121–125). Además, se observaron mejoras en otras variables estrechamente relacionadas con el dolor, como la funcionalidad (126–128)stretching, and aerobic exercises (nZ28, la calidad de vida (129) y el miedo al movimiento (126).

La mayoría de los pacientes con dolor de espalda experimentan un deterioro en su composición corporal, ya que el miedo al dolor los lleva a evitar el movimiento y reducir cualquier tipo de actividad física. Esto los conduce a un estilo de vida sedentario, lo que a su vez empeora su condición funcional basal (130,131). Este deterioro en la función y composición corporal en el adulto mayor se asocia, de manera individual o combinada, con una disminución en la calidad y expectativa de vida (61,92,129,131,132).

El modelo de evitación del miedo desarrollado por Smeets et al. (14) muestra esta relación entre kinesiofobia, discapacidad y pérdida de calidad de vida. Lo que podría generar un proceso de cronificación del dolor (14).

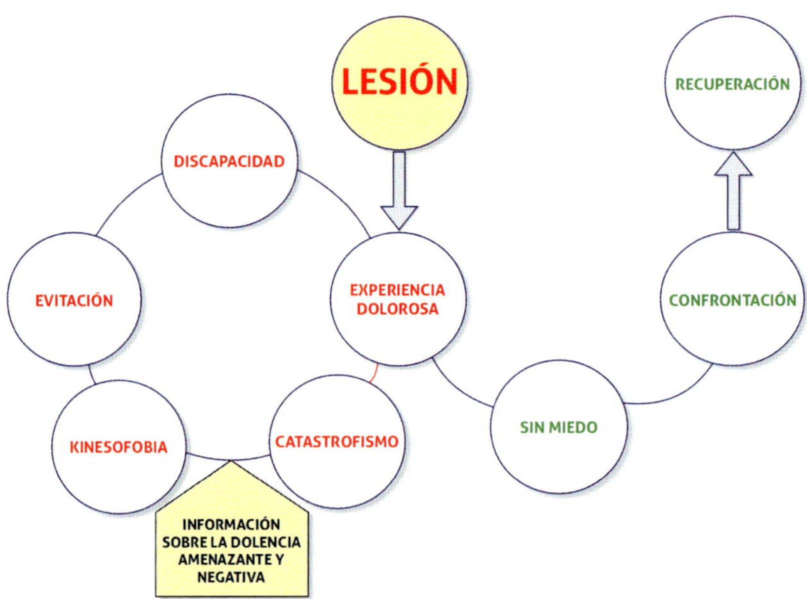

Modelo de evitación del miedo descrito por Smeets et al. (14).

Según este modelo, las personas pueden percibir su dolor como una amenaza, lo que puede generar miedo al movimiento. Este miedo, junto con la expectativa de sufrir consecuencias adversas al realizar ciertas actividades, puede llevar a la evitación, dificultando la decisión de participar en actividad física. Esta evitación contribuye al aumento de la discapacidad, la depresión y la cronificación del dolor de espalda (14).

5.1.1. Intervenciones educativas y el dolor de espalda

Muchos de los factores de riesgo mencionados anteriormente podrían mitigarse mediante la educación del paciente hacia un estilo de vida saludable y la desmitificación de creencias erróneas sobre el origen y las causas del dolor de espalda en el entorno social y laboral. Entender la fisiología del dolor puede transformar la forma en que se percibe y maneja (133). Esto reduce su significado amenazante y facilita su tratamiento (134). Múltiples estudios respaldan el uso de intervenciones educativas como una herramienta eficaz para reducir el dolor de espalda (126–128,134,135).

Estas intervenciones deben centrarse en fomentar la comprensión de la fortaleza anatómica de la columna vertebral, explicar la neurociencia del dolor, destacar el pronóstico generalmente positivo del dolor de espalda, y promover estrategias activas de afrontamiento que reduzcan el miedo y la catastrofización (114,123,136). Además, es crucial incentivar un pronto retorno a las actividades diarias o laborales, incluso en presencia de dolor, y subrayar la importancia de mejorar los niveles de actividad y funcionalidad, no solo el alivio del dolor. Integrar estos principios en la práctica clínica es especialmente efectivo para el manejo del dolor de espalda (114,123,136).

5.1.2. Comunicación con el paciente

La comunicación efectiva con el paciente es fundamental en el manejo del dolor de espalda y otras afecciones de salud. Una interacción clara y empática no solo facilita la comprensión por parte del paciente de su condición, sino que también fortalece la relación terapéutica, lo que puede mejorar los resultados del tratamiento (137,138). Cuando los profesionales de la salud se toman el tiempo para explicar detalladamente la naturaleza del dolor, utilizando un lenguaje que desmitifique y evite términos alarmantes, ayudan a reducir el miedo y la ansiedad del paciente, lo que puede disminuir la percepción del dolor y fomentar una actitud más positiva hacia la recuperación (137,138).

Además, una buena comunicación permite al paciente sentirse escuchado y comprendido, lo que aumenta su confianza en el tratamiento y su disposición para participar activamente en su propio cuidado. Esto incluye la adopción de estrategias de afrontamiento, la adherencia a las recomendaciones de ejercicio y la pronta reincorporación a las actividades diarias o laborales. En definitiva, una comunicación adecuada no solo educa al paciente, sino que también empodera, promoviendo un enfoque más activo y optimista hacia la gestión de su salud. El uso de ciertas expresiones en la práctica clínica para describir posibles causas de las molestias de espalda, como "hueso con hueso", "desgaste", "degeneración", "pinzamiento", "cifosis" o "vas a tener que vivir con esto", entre otras, puede desencadenar un efecto nocebo (137,138). Como alternativa a estos términos, que poseen un significativo poder iatrogénico, se han sugerido expresiones con un impacto menos negativo como "estrechamiento", "cambios normales por la edad", "nervio tenso, pero puede estirarse", "curva normal en tu espalda" y "puede que necesites hacer algunos ajustes" (139).

5.1.3. Ejercicio terapéutico y el dolor de espalda

La evidencia científica ha demostrado que la inactividad física, la obesidad, y la falta de fuerza muscular y flexibilidad son algunos de los principales factores de riesgo para el desarrollo o aparición del dolor de espalda (3,49,51,55). Por lo tanto, tener una buena condición física es importante para evitar este problema (140–142). Además, un meta-análisis realizado en 2019, que incluyó 22 estudios (17 enfocados en la región lumbar y 5 en la región cervical), concluyó que el tratamiento del dolor inespecífico lumbar y cervical mediante ejercicio terapéutico es más rentable que la atención médica convencional (143).

Las guías de intervención clínica ponen el foco en el ejercicio en general para tratar y prevenir esta patología (9,115,117,119). Los programas de ejercicios más comunes para tratar el dolor de espalda se enfocan en: la activación muscular específica de la columna, ejercicios de fortalecimiento y resistencia de los músculos del raquis, ejercicio aeróbico, actividad acuática, ejercicios de movilidad, así como Pilates y yoga (99,115,117,119). O'Riordan et al. (147) en su revisión, destacaron que las intervenciones que incorporan ejercicio multimodal, es decir, la combinación de ejercicios diseñados específicamente para mejorar la fortaleza y movilidad de la musculatura estabilizadora de la columna, junto con ejercicios ergonómicos o funcionales para las actividades motoras cotidianas parecen generar resultados más beneficiosos en términos de reducción del dolor, aumento de la fuerza, mejora de la funcionalidad y calidad de vida. (144)intensity, time, and type (FITT. En la misma línea, un estudio publicado en 2019 concluyó que el ejercicio multimodal para la espalda es más eficaz que el tratamiento médico convencional en la reducción de los costos asociados con el dolor inespecífico de espalda, el cual provoca un alto deterioro funcional (145). Sin embargo, otros autores sostienen que lo más importante es simplemente realizar ejercicio, independientemente del tipo de ejercicios específicos que se elijan (149). Otro aspecto clave a considerar es que la población elija un tipo de ejercicio que sea accesible y que disfruten, ya que esto fomenta la adherencia y asegura la continuidad de los beneficios del ejercicio a largo plazo (144,147,148).

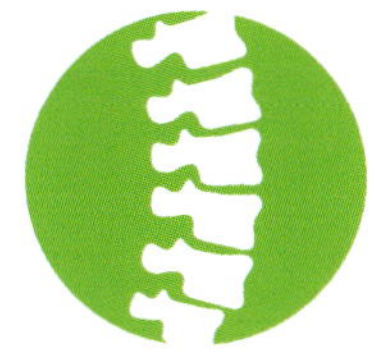

6.1. ESCUELA DE LA ESPALDA

La Escuela de la Espalda (EE) es uno de los programas multimodales de trabajo preventivo-terapéutico más utilizados, con el objetivo principal de mejorar la salud de la espalda. Este programa integra herramientas terapéuticas como el ejercicio y la educación en salud. Fue la fisioterapeuta sueca Marianne Zachrisson Forssell quien, en 1969, introdujo por primera vez el concepto de *Back School* para describir un programa teórico-práctico diseñado para mejorar la capacidad del paciente en el cuidado de su columna vertebral y el manejo del dolor de espalda (149).

6.1.1. Evolución de la Escuela de la Espalda

El concepto de la EE, que comenzó en los años 60, ha evolucionado con el tiempo, y se han establecido diversas escuelas en todo el mundo. La primera de ellas fue la EE sueca, que se fundamentaba en las antiguas teorías biomecánicas descritas por Nachemson (150,151).

La EE sueca consistía en cuatro sesiones de 45 minutos distribuidas a lo largo de dos semanas de tratamiento. Estas sesiones se realizaban en grupos reducidos de no más de ocho personas e incluían la visualización de un vídeo de 15 minutos, seguido de una presentación de aproximadamente 30 minutos a cargo de un fisioterapeuta. Durante estas sesiones, se abordaban conceptos sobre la anatomía y biomecánica de la espalda, así como pautas básicas de ergonomía (152). Además, los participantes también aprendían a realizar ejercicios abdominales isométricos y se les recomendaba realizar actividad física en su tiempo libre (149).

En California, también durante la década de los 60, comenzó a implementarse el concepto de "educación de la espalda" basado en la idea de que el control del dolor es posible mediante el reposo y el uso adecuado de la mecánica corporal. En 1978, White y Mattmiller presentaron la *California Back School* en la Academia Americana de Cirujanos Ortopédicos. Estos programas se caracterizaban por tener grupos reducidos de cuatro participantes, agrupados según su patología, con el fin de personalizar al máximo el tratamiento. El programa constaba de cuatro sesiones; las tres primeras se llevaban a cabo semanalmente, con una duración de 90 minutos cada una. La cuarta sesión se realizaba un mes después como repaso. La primera sesión se centraba en una evaluación funcional del paciente, mientras que las dos siguientes incluían clases teórico-prácticas enfocadas en ejercicios de coordinación y fortalecimiento del raquis, junto con recomendaciones sobre deportes beneficiosos para los pacientes. La mayoría de estas sesiones eran impartidas por un fisioterapeuta (153).

En Canadá, durante la década de los 70, se crearon las unidades conocidas como Canadian *Back Education Units*. Estas unidades se originaron en Toronto, en el *Women's College Hospital*, y estaban diseñadas para ofrecer charlas a grupos de 12 a 20 pacientes, divididas en cinco sesiones de 30 minutos cada una. El objetivo inicial era evitar que los cirujanos ortopédicos tuvieran que repetir la misma información a cada paciente. Con el tiempo, el equipo de las unidades canadienses se amplió para incluir a un fisioterapeuta, un psicólogo y un psiquiatra. Estas sesiones abordaban cómo el dolor puede afectar el aspecto emocional del paciente y se introducían técnicas de relajación. El propósito principal era cambiar la actitud del paciente hacia el dolor, enseñándole a gestionar su condición. Por último, se programaba una sesión de reevaluación a los seis meses, en la que se revisaban las pautas más relevante para los pacientes (154).

En España, durante la década de los 80, se comenzó a introducir el concepto de la EE. Este enfoque fue implementado en el sistema sanitario por la Dra. Ibáñez en el Hospital Virgen del Rocío de Sevilla. Inicialmente, estos programas estaban dirigidos principalmente a personas con dolor de espalda y se llevaban a cabo en complejos hospitalarios o centros de atención especializada, con variaciones en el número de sesiones y el intervalo entre ellas, dependiendo de las características del centro y la experiencia de los responsables del programa. Con el tiempo, el concepto se expandió al ámbito de la prevención primaria en ciertos grupos laborales, como el sector automovilístico, y se difundió a través de programas de divulgación en diversas asociaciones de pacientes (155). La mayoría de los programas de EE en España tienen tres objetivos básicos: la prevención, la desmitificación del concepto del dolor de espalda como enfermedad y el automanejo del mismo (156–158).

En la actualidad, los programas modernos de la EE se basan en el enfoque biopsicosocial del dolor, integrando ejercicios de diversas metodologías como Yoga, Pilates y ejercicio funcional (48). Estos programas también incorporan intervenciones educativas basadas en la neurociencia del dolor (159,160) alejándose de los fundamentos biomecánicos obsoletos, como aquellos propuestos por el investigador sueco Nachemson en las primeras EE (150,151). Estas antiguas teorías han sido objeto de crítica por su simplificación excesiva y enfoque mecánico, lo cual subestima la complejidad inherente del dolor de espalda (161,162). De hecho, el propio Nachemson, en una entrevista realizada 40 años después de la publicación de su artículo, afirma textualmente (163):

> *"El estudio, se ha malinterpretado mucho. Y probablemente yo mismo lo malinterpreté durante un tiempo. Este experimento se ha interpretado erróneamente como una prueba de que el disco es un importante generador de dolor y de que el aumento de la carga biomecánica conduce a un mayor dolor. Pero este estudio se limitó a mostrar cómo responde la columna lumbar a una carga fisiológica normal en distintas posiciones del cuerpo. No da ninguna indicación sobre el origen real del dolor (167)".*

6.1.2. Antecedentes científicos de Escuela de la Espalda

Hay evidencia científica que respalda los efectos beneficiosos de la EE en pacientes con dolor lumbar, incluyendo la disminución del dolor (164–

172), la mejora de la discapacidad (164–166,168–172), el incremento de la calidad de vida (164,169,171,173), disminución de la kinesiofobia (172), reducción del número de visitas médicas por causa de dolor lumbar (172), aumento de la fuerza (169,174) y de la flexibilidad (169,174) de la musculatura de la espalda. Paralelamente en el estudio de Başer et al. (170) concluyen que la EE es costo-eficiente en el tratamiento de dolor lumbar crónico en comparación a un programa de fisioterapia hospitalaria y ambulatoria (170). Por otra parte, la evidencia a nivel cervical es más escasa pero ha demostrado ser eficaz en la reducción del número de visitas médicas por causa de dolor cervical (175), reducción del dolor (175), disminución de la discapacidad (175,176), aumento de fuerza (175) e incremento de la calidad de vida de los pacientes (176).

CAPÍTULO VII

PROPUESTA DE PROGRAMA PARA EL DOLOR INESPECÍFICO LUMBAR

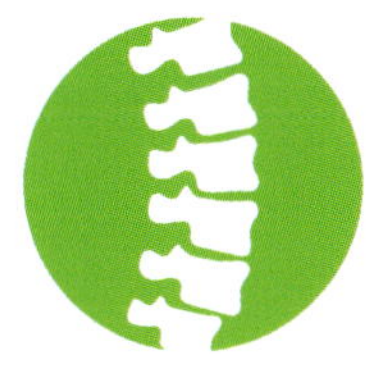

7.1. INTERVENCIÓN

El programa teórico-práctico se basa en los principios de la EE y ha sido evaluado en dos investigaciones previas (172,174), donde se han obtenido resultados positivos como el aumento de la fuerza y la flexibilidad de la musculatura lumbar, así como una reducción significativa del dolor, de la discapacidad asociada y de la kinesiofobia (172,174).

La intervención se desarrolla a lo largo de un período de ocho semanas, durante las cuales se realizan dos sesiones por semana, sumando un total de 16 clases. Cada sesión tiene una duración de 45 minutos, lo que asegura un tiempo suficiente para abordar de manera efectiva los objetivos específicos de la intervención. De estas 16 sesiones, 14 están diseñadas con un enfoque mayormente práctico, permitiendo a los participantes aplicar directamente los conceptos y técnicas enseñadas, lo que fomenta un aprendizaje activo y basado en la experiencia. Las dos sesiones restantes se enfocan en aspectos teóricos, donde se profundiza en los fundamentos de los ejercicios, se abordan conceptos básicos de anatomía, se discuten los factores de riesgo biopsicosociales del dolor, y se corrigen creencias catastróficas erróneas relacionadas con las causas del dolor lumbar inespecífico. Todas las sesiones se imparten de manera presencial y, para garantizar una atención personalizada y un entorno de trabajo óptimo, se llevan a cabo en grupos reducidos de un máximo de 10 participantes. Esto facilita una interacción más directa y una supervisión estrecha por parte del profesional a cargo, asegurando la calidad y efectividad de la intervención. En la siguiente tabla se detalla el resumen de la intervención.

Tabla 2. Resumen de la intervención			
N.º	**Tipo de sesión**	**Nombre**	**Objetivo principal de la sesión**
1	Teórica	Anatomía y factores de riesgo del DIL	Conocer los conceptos básicos de anatomía, biomecánica y aclarar las creencias erróneas sobre las causas y el origen del DIL
2–4	Práctica	Ejercicios sin implementos	Realizar y aprender ejercicios de fuerza y flexibilidad sin implementos
5	Teórica	Factores de riesgo psicosociales del DIL	Conocer los factores psicosociales del DIL y aprender técnicas de relajación
6–7	Práctica	Ejercicios sin implementos	Realizar y aprender ejercicios de fuerza y flexibilidad sin implementos
8–10	Práctica	Ejercicios con banda elástica	Realizar y aprender ejercicios de fuerza y flexibilidad con banda de resistencia ligera
11–13	Práctica	Ejercicios con *Toning Ball*	Realizar y aprender ejercicios de fuerza y flexibilidad con *Toning Ball* de 0,5 kg
14–16	Práctica	Ejercicios con mancuerna	Realizar y aprender ejercicios de fuerza y flexibilidad con la mancuerna de 1 kg

7.1.1. Sesiones teóricas

Las sesiones teóricas, con una duración de 45 minutos cada una, se dividen en dos partes principales. Durante los primeros 30 minutos, se lleva a cabo una presentación apoyada con videos e imágenes para facilitar la comprensión de los temas. Los últimos 15 minutos se dedican a fomentar la participación de los asistentes, invitándolos a plantear sus dudas e inquietudes y promoviendo un debate sobre los aspectos tratados en la primera media hora.

La primera sesión del programa tiene un enfoque teórico y está diseñada para explicar conceptos básicos de anatomía y biomecánica de la columna vertebral. Con la ayuda de modelos anatómicos y vídeos, se destacan aspectos como la gran fortaleza estructural y la capacidad de movimiento de la columna vertebral, lo que la convierte en una estructura diseñada para realizar las actividades diarias sin necesidad de prohibir ningún tipo de movimiento. Además, se aborda la corrección de creencias erróneas de carácter catastrófico, como la idea de que el dolor de espalda siempre tiene un mal pronóstico o que una hernia discal es necesariamente la causa del dolor lumbar.

El índice de esta primera sesión teórica del programa incluye:

Introducción a la Charla

- Bienvenida y objetivos de la sesión

- Importancia de la educación en el manejo del dolor lumbar

Aspectos Básicos de Anatomía y Biomecánica de la Espalda

- Anatomía de la columna vertebral: estructuras y función

- Biomecánica de la espalda: cómo se mueve y soporta cargas

- Mitos sobre los movimientos "prohibidos": entendiendo la flexibilidad y fortaleza natural de la espalda

Fortaleza de la Espalda

- El ejercicio y la columna lumbar

- Importancia de la fuerza muscular en la prevención del dolor

- Ejercicios simples para fortalecer la espalda de manera segura

Desmitificando la Relación Entre Hernias y Dolor

- ¿Qué es una hernia discal? Mitos y realidades

- Por qué una hernia no siempre significa dolor

- Casos donde las hernias discales se resuelven sin intervención

El Buen Pronóstico del Dolor Lumbar

- Entendiendo la naturaleza autolimitada del dolor lumbar inespecífico

- Factores que contribuyen a una recuperación favorable

- Rol de la actitud positiva y el manejo proactivo

Abordaje Activo del Dolor Lumbar

- La importancia de evitar el reposo prolongado
- Ejercicios de movilidad para mantener la salud de la espalda
- Estrategias para mantener la actividad física incluso con dolor

Rompiendo el Círculo Vicioso del Dolor y la Inmovilidad

- Cómo el miedo al movimiento perpetúa el dolor y la discapacidad
- Técnicas para superar la kinesiofobia (miedo al movimiento)
- Ejemplos prácticos de movimientos seguros y beneficiosos

Mantenerse Activo Incluso con Dolor

- Beneficios de la actividad física regular en el manejo del dolor
- Cómo adaptar la actividad física durante episodios de dolor agudo
- Actividades recomendadas para la salud lumbar a largo plazo

Cierre y Reflexiones Finales

- Resumen de los puntos clave de la charla
- Importancia de la autogestión y el empoderamiento del paciente
- Recursos y apoyo disponibles para continuar aprendiendo

Sesión de Preguntas y Respuestas

- Resolución de dudas específicas de los participantes
- Debate abierto sobre las estrategias discutidas y experiencias personales

La segunda sesión teórica se lleva a cabo en la quinta clase del programa y está enfocada en explicar, de manera sencilla, la neurociencia del dolor y los principales factores psicosociales que pueden influir en la percepción del dolor lumbar, como las emociones o experiencias previas de dolor. Se utilizan imágenes y ejemplos para hacer más comprensibles estos conceptos. El índice detallado de los temas abordados en esta segunda sesión incluye:

La Neurociencia del Dolor

- Introducción. Dolor no es igual a daño.
- ¿Qué es el dolor? Una experiencia multidimensional
- La plasticidad neural: el cerebro cambia con el dolor

Factores que Influyen en la Percepción del Dolor

- El impacto del estrés y las emociones en el dolor
- Creencias y miedos: su influencia en la experiencia dolorosa
- El rol del sueño y el descanso
- La importancia del entorno y el apoyo social

Desmontando Mitos y Creencias Erróneas sobre el Dolor

- Mito: "El dolor siempre indica daño"
- Mito: "Si el dolor persiste, algo está roto"
- Mito: "El reposo absoluto es la mejor solución"

Estrategias para Manejar el Dolor Lumbar Inespecífico

- Importancia de mantenerse activo
- Técnicas de manejo del estrés
- Ejercicios de movilidad y fortalecimiento
- Mejora del sueño y hábitos saludables

Empoderamiento del Paciente

- Comprendiendo el dolor: cómo el conocimiento reduce el miedo
- Autogestión del dolor: herramientas prácticas
- Cuándo y cómo buscar ayuda profesional

Sesión de Preguntas y Respuestas

- Resolución de dudas específicas de los participantes

- Debate abierto sobre la experiencia del dolor y las estrategias discutidas

7.1.2 Sesiones prácticas

Las sesiones prácticas se desarrollan siguiendo un formato estructurado que consta de cuatro fases: resolución de dudas, calentamiento, parte principal y vuelta a la calma.

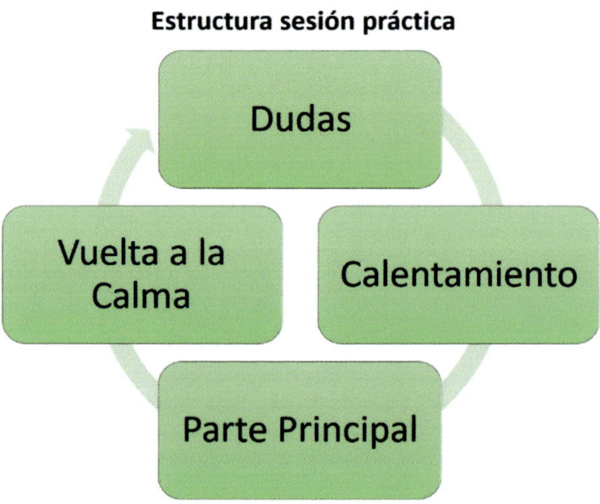

Nota: elaboración propia.

En la primera fase, que dura aproximadamente tres minutos, los participantes tienen la oportunidad de plantear preguntas y repasar los conceptos fundamentales de cada ejercicio. En aquellas sesiones donde no surjan dudas, el fisioterapeuta puede utilizar este tiempo para explorar los temas tratados en las clases teóricas, con el propósito de fortalecer la conexión entre la teoría y la práctica.

La fase de calentamiento, con una duración de siete minutos, consiste en ejercicios de movilidad articular y preactivación. Tal y como se presenta en la siguiente tabla.

Tabla 3. Propuesta de calentamiento			
Posición inicial	Posición final	Descripción	Tiempo
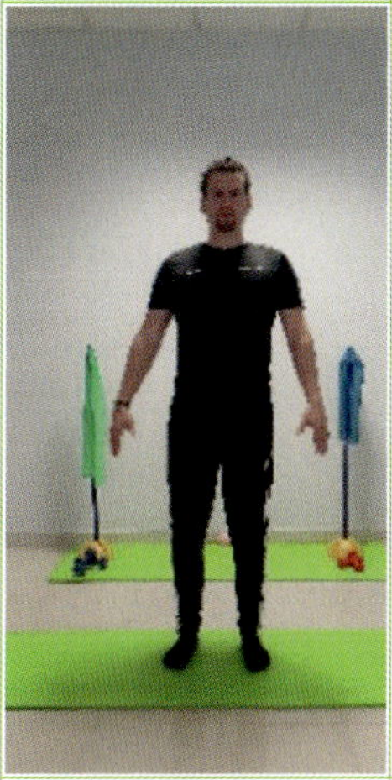	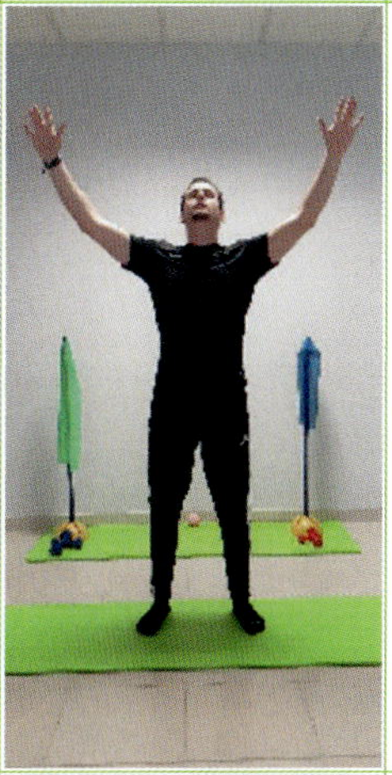	Inspiración subimos brazos en expiración bajamos brazos	30"
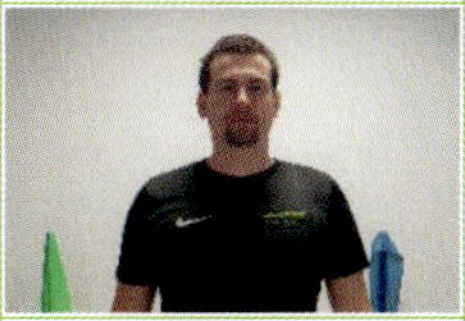	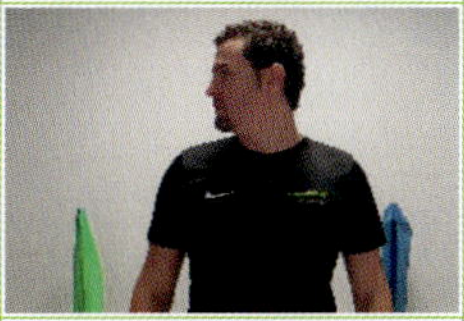	Giros de cuello con autoelongación y manteniendo la horizontalidad de la mirada	30"
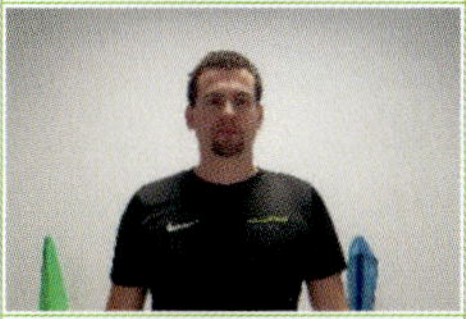	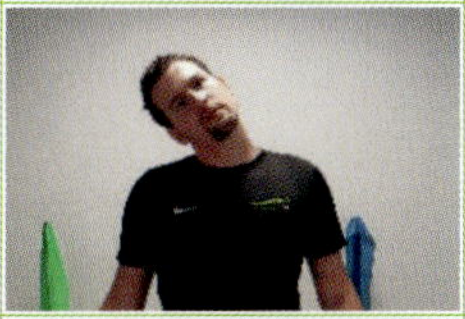	Inclinaciones de cuello lentos con autoelongación	30"
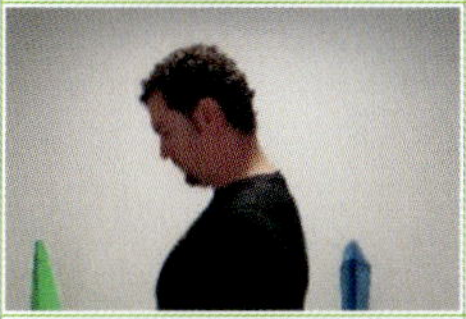	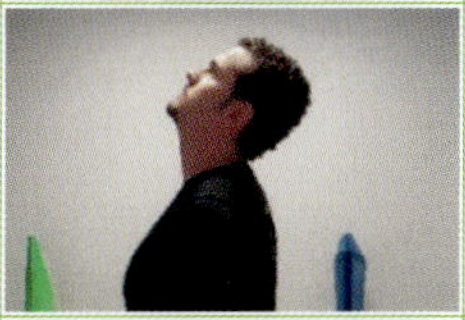	Flexo-extensiones de cuellos lentas con autoelongación	30"
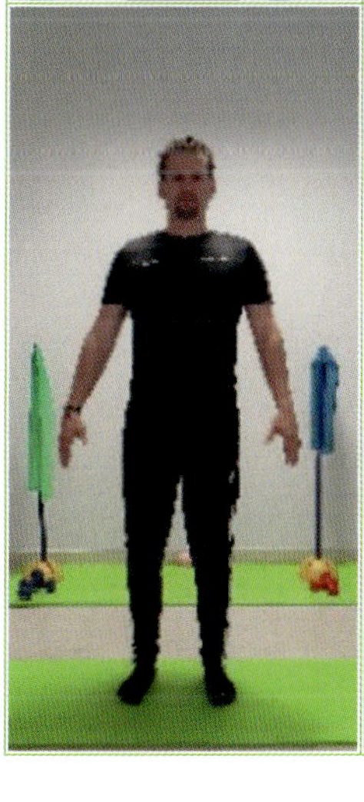	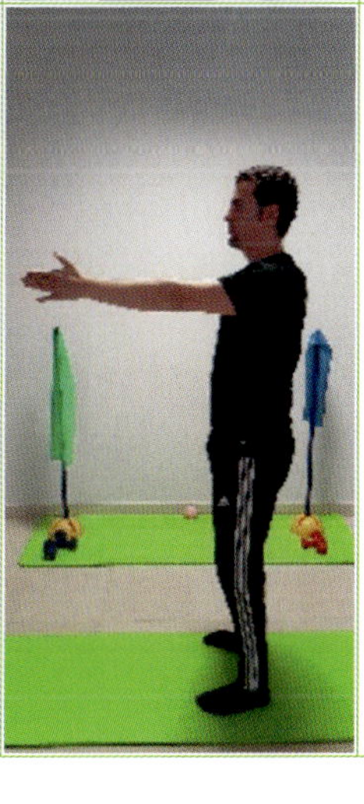	Círculos de brazos buscando decoaptación de la cintura escapular. Inspirando en la flexión y exhalando en la extensión del hombro.	30"

Posición inicial	Posición final		Descripción	Tiempo
			Autoelongaciones buscando deslizar una escápula por la parrilla costa después la otra. Inspiramos al crecer y exhalamos al descenso.	30"
			Inclinaciones de tronco con autoelongación. Inspiro en la inclinación exhalo al regreso.	30"
			Rotaciones de tronco con autoelongación. Exhalo en la rotación e inspiro en el regreso.	30"
			Flexo-extensión de tronco lentas articulando la columna vértebra a vértebra. Exhalo en la flexión e inspiro en la extensión de tronco.	30"
			Básculas pélvicas activando la musculatura del abdomen y del suelo pélvico.	30"

Posición inicial	Posición final		Descripción	Tiempo
			Básculas pélvicas laterales activando la musculatura del abdomen y del suelo pélvico.	30"
			Flexión de rodillas alternativa manteniendo el equilibrio 5 segundos en cada pierda.	30"
			Toma de conciencia corporal con autoelongación del raquis y decoaptación de la cintura escapular. Respiración profunda.	1´

Nota: elaboración propia.

La parte central de la sesión tiene una duración de 30 minutos, formada por una variedad de ejercicios como sentadillas, extensiones de columna, elevaciones laterales de tronco, puentes de hombros y ejercicios abdominales con exhalación dirigida. Durante esta fase, se alternan ejercicios diseñados para activar los músculos del tronco con descansos activos, que consisten en ejercicios suaves de estiramiento y movilidad articular. Durante las primeras cinco sesiones prácticas, los ejercicios se realizan sin equipamiento adicional. De ese modo el paciente evidencia que para hacer ejercicio no es imprescindible el uso de material específico. En las tres sesiones siguientes, se recomienda introducir una banda de resistencia ligera como implemento. Con el objetivo de variar la experiencia del participante lo que puede ayudar a la adhesión al ejercicio. En las sesiones 11, 12 y 13, se incorpora el uso de una Toning Ball de medio kilogramo, y en las últimas tres sesiones, se integra una mancuerna de un kilogramo como resistencia adicional. De ese modo el participante puede ver una evolución en las cargas y perdiendo el miedo al manejo de estas. Las referencias de peso son orientativas y pueden ser adaptadas a cada grupo. Pero es recomendable que exista cambios de material y un incremento en las cargas. Secuencia de ejercicios propuestos para esta fase con banda elástica en la siguiente tabla.

Tabla 4. Propuesta de parte principal		
Posición	Descripción	Tiempo
	Semisentadilla con empuje isométrico de los pies hacia rotación externa. (Torque externo).	2´
	Plancha isométrica con autoelongando la espalda.	30"
	Inspiración cifosar columna en expiración invertir curva.	30"
	Plancha isométrica con autoelongando la espalda.	30"

Posición	Descripción	Tiempo
	Extensión de pierna con decoaptación. Cambiar de pierna en cada expiración.	30"
	Plancha isométrica activando la musculatura del core y autoelongando la espalda.	30"
	Extensión de brazo y pierna contraria, autoelongando la espalda y manteniendo la decoaptación de las extremidades. Cambiar en cada expiración.	2´
	Elevar ambas piernas juntas en cada expiración. Mantener la autoelongación. Cambiar de lado cada 30 segundos.	2´
	Elevar troco con autoelongación y brazos en decoaptación en cada expiración. Cambiar de lado cada 30 segundos.	2´
	Elevar brazo y pierna en cada expiración. Mantener el core activo. Cambiar de lado cada 30 segundos.	2

Posición	Descripción	Tiempo
	Extensión de pierna con decoaptación. Cambiar de pierna en cada expiración.	30"
	Plancha isométrica activando la musculatura del core y autoelongando la espalda.	30"
	Extensión de brazo y pierna contraria, autoelongando la espalda y manteniendo la decoaptación de las extremidades. Cambiar en cada expiración.	2´
	Elevar ambas piernas juntas en cada expiración. Mantener la autoelongación. Cambiar de lado cada 30 segundos.	2´
	Elevar troco con autoelongación y brazos en decoaptación en cada expiración. Cambiar de lado cada 30 segundos.	2´
	Elevar brazo y pierna en cada expiración. Mantener el core activo. Cambiar de lado cada 30 segundos.	2

Posición	Descripción	Tiempo
	Abdominal en expiración. Manteniendo ambas piernas estiradas	1´
	Rodar cráneo caudalmente. Separando la zona sacro-lumbar de la colchoneta.	30"
	Abdominal en expiración. Alternando la pierna estirada.	1´
	Rodar de una sacroilíaca a la otra suavemente. Manteniendo las rodillas al pecho.	30"
	Abdominal en expiración. Manteniendo ambas piernas estiradas	1´
	Elevar alternativamente las piernas y autoelongando la espalda y decoaptando las extremidades.	2´

Posición	Descripción	Tiempo
	Elevar alternativamente brazo y pierna contraria. Autoelongando la espalda y decoaptando las extremidades.	2´
	Elevar brazos y piernas durante la expiración. Autoelongando la espalda y decoaptando las extremidades.	2´

Nota: elaboración propia.

La fase de vuelta a la calma, que dura cinco minutos, se centra en la flexibilidad, ejercicios de respiración y técnicas de relajación. En la siguiente tabla se detallan los ejercicios.

Tabla 5. Propuesta de vuelta a la calma		
Posición	**Descripción**	**Tiempo**
	Estiramiento cadena anterior. Crecer por el brazo superior.	30” con cada pierna.
	Estiramiento muscular suboccipital. Ejercer presión con los pulgares en la base del cráneo y aprovechar el peso de los brazos para realizar la flexión cervical.	30”
	Estiramiento muscular trapecio. Inclinación del cuello intentando alejar el brazo hacia el suelo. Mantener respiraciones profundas.	30” por cada lado.

Posición	Descripción	Tiempo
	Estiramiento cadena posterior. Flexionar todo el raquis en dirección a los pies. Mantener respiraciones profundas.	30"
	Estiramiento muscular diafragma. Al inspirar traccionar de las costillas cranealmente al exhalar soltarlas. Mantener respiraciones profundas.	30"
	Relajación final en posición fetal, guiada por música relajante y sonidos de la naturaleza.	1´30"

Nota: elaboración propia.

Los principios fundamentales de los ejercicios son los siguientes:

1. Autoelongación y decoaptación: La autoelongación es un proceso en el cual una persona alarga activamente la columna vertebral, activando los músculos profundos de forma refleja, como el transverso del abdomen y los erectores profundos del raquis. Por otro lado, la decoaptación se aplica a las extremidades, logrando una activación de músculos estabilizadores, como los de la escápula. Este estiramiento consciente y controlado facilita una contracción muscular más eficiente. Nota: elaboración propia.

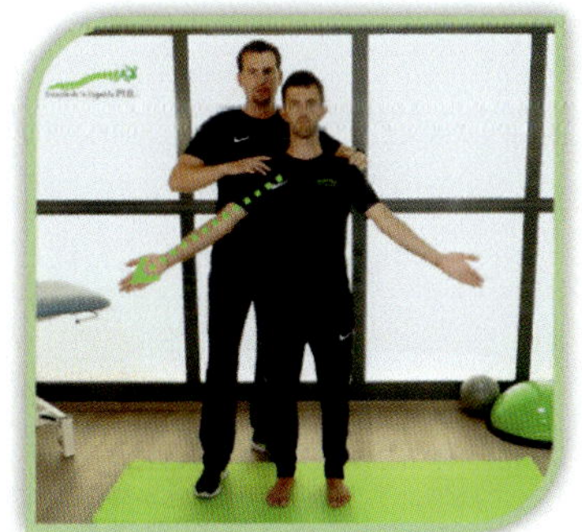

Nota: elaboración propia.

2. Cintura pélvica y escapular neutra: La cintura pélvica neutra se define cuando el plano frontal pasa por las espinas ilíacas anterosuperiores y el pubis. Sin embargo, algunos movimientos, como la flexión o extensión de cadera, pueden modificar esta posición debido a la tracción muscular y la disposición de los ligamentos. Por lo tanto, en ejercicios donde la biomecánica altere la pelvis neutra, es importante ser flexibles y adaptarse a la anatomía funcional de cada paciente.

Las escápulas están en posición neutra cuando se encuentran entre la segunda y séptima costilla, con los bordes mediales paralelos y manteniéndose planas sobre la caja torácica. Para lograr estabilidad escapular, se recomienda una suave contracción en forma de "V" en la espalda que activa el trapecio inferior y ayuda a deslizar las escápulas hacia caudal. Es importante considerar la relación biomecánica entre la cintura escapular y la columna cervical. Para mantener esta relación, se debe intentar mantener la posición neutra de la cabeza, respetando el plano de Frankfort, que pasa por el porion y el punto infraorbitario. Además, de mantener una ligera tracción axial de la columna cervical. Una posición neutra de ambas cinturas facilita una mejor gestión de presiones en el espacio barométrico abdominal y preactiva la musculatura estabilizadora.

4. Respiración Funcional: La respiración afecta la biomecánica del tronco y las extremidades, influyendo en la estabilidad y movilidad. Es importante sincronizar la respiración con los movimientos para optimizar la función muscular y mejorar la eficacia del ejercicio.

Tabla 6. Respiración funcional	
ESPIRAR	**INSPIRAR**
Fase dinámica del ejercicio.	Fase estática del ejercicio.
Favorecer la estabilidad central.	Favorecer la movilidad de la caja torácica.
Favorecer la coactivación abdomino-perineal.	Favorecer la relajación.

5. Dosificación y dolor: Es recomendable que los pacientes mantengan una percepción de dolor por debajo de 2/10 durante la realización del ejercicio y, en ningún caso, deben superar la barrera del 5/10. Para lograrlo, es fundamental adaptar los ejercicios a las necesidades específicas de cada paciente, ajustando la intensidad de acuerdo con sus capacidades individuales. También es útil utilizar la escala de Borg para medir el esfuerzo, asegurando que no se superen ciertos niveles de dolor. Para aplicar este principio de manera efectiva, es esencial establecer una comunicación clara y constante con el paciente o grupo de pacientes. Es importante crear un código de señalización que les permita comunicar cualquier sensación inusual o incluso expresar sus dudas en el momento en que surjan. Por esta razón, es crucial educar al paciente y desmentir ciertos mitos, como: "Si duele, es que está curando" o "Si me esfuerzo al máximo, obtendré mejores resultados".

CAPÍTULO VIII

PROPUESTA DE PROGRAMA PARA EL DOLOR INESPECÍFICO CERVICAL

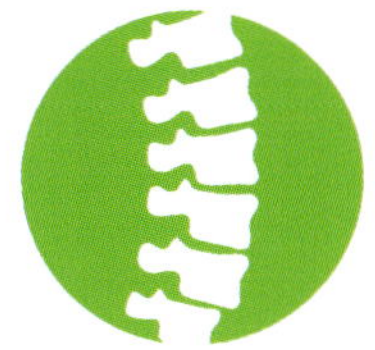

8.1. INTERVENCIÓN

El programa teórico-práctico se basa en los principios de la EE y ha sido evaluado en dos investigaciones previas (175,177), donde se han obtenido resultados positivos como una reducción significativa del número de visitas médicas por causa de dolor inespecífico cervical, el aumento de la fuerza de la musculatura cervical, así como una reducción significativa del dolor, de la discapacidad asociada y de la kinesiofobia (172,174).

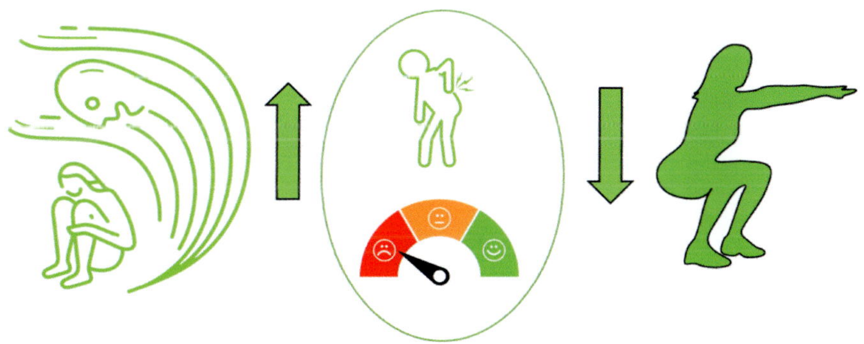

Nota: elaboración propia.

La intervención consiste en un programa basado en EE. La duración de la intervención es de ocho semanas, con una frecuencia de dos sesiones por semana, lo que supone un total de 16 sesiones, de 45 minutos de duración cada una. De todas las sesiones, 14 tienen un enfoque práctico y las otras dos sesiones teórico. Las sesiones se realizan en grupos de un máximo de diez participantes. Todas las sesiones son dirigidas por un fisioterapeuta colegiado con más de diez años de experiencia en ejercicio terapéutico.

En la siguiente, se muestra un resumen de la intervención.

Tabla 7. Resumen de la intervención			
Número	Tipo de sesión	Nombre	Objetivo principal de la sesión
1	Teórica	Biomecánica y factores de riesgo	Aprender conceptos básicos de biomecánica, los factores de riesgo y aclarar creencias erróneas sobre las causas del dolor inespecífico cervical
2-4	Práctica	Ejercicios con banda de resistencia suave	Realización y aprendizaje de ejercicios de fuerza y resistencia con banda de resistencia suave. Resistencia de 1,3 kg al 100% de elongación
5	Teórica	Factores psicosociales del dolor inespecífico cervical	Conocer los factores psicosociales del dolor inespecífico cervical
6-8	Práctica	Ejercicios con banda de resistencia media	Realización y aprendizaje de ejercicios de fuerza y resistencia con banda de resistencia media. Resistencia de 1,7 kg al 100% de elongación
9-11	Práctica	Ejercicios con banda de resistencia fuerte	Realización y aprendizaje de ejercicios de fuerza y resistencia con banda de resistencia fuerte. Resistencia de 2,1 kg al 100% de elongación
12-14	Práctica	Ejercicios con banda de resistencia extrafuerte.	Realización y aprendizaje de ejercicios de fuerza y resistencia con banda de resistencia extrafuerte. Resistencia de 2,6 kg al 100% de elongación
15-16	Práctica	Ejercicios con banda de resistencia fuerte especial	Realización y aprendizaje de ejercicios de fuerza y resistencia con banda de resistencia fuerte especial. Resistencia de 3,3 kg al 100% de elongación

8.1.1. Sesiones teóricas

Las sesiones teóricas, con una duración de 45 minutos cada una, se estructuran en dos partes fundamentales. Durante los primeros 30 minutos, se ofrece una presentación enriquecida con videos e imágenes para facilitar la comprensión de los conceptos abordados. Los últimos 15 minutos se reservan para promover la intervención de los asistentes, invitándolos a expresar sus dudas e inquietudes sobre el dolor cervical y fomentando un debate sobre los temas tratados en la primera parte.

La primera sesión del programa está orientada a la teoría y se enfoca en explicar los conceptos básicos de anatomía y biomecánica de la columna vertebral. Con el apoyo de modelos anatómicos y vídeos, se destacan aspectos como la notable fortaleza estructural y la capacidad de movimiento de la columna vertebral, lo que la convierte en una estructura idónea para llevar a cabo las actividades cotidianas sin la necesidad de limitar ningún tipo de movimiento. Además, se trabaja en la desmitificación de creencias erróneas y catastróficas, como la idea de que el dolor de espalda siempre tiene un mal pronóstico o que una hernia discal es necesariamente la causa del dolor cervical.

El índice de esta primera sesión teórica del programa incluye:

Introducción a la Charla

- Bienvenida y objetivos de la sesión

- Importancia de la educación en el manejo del dolor cervical

Aspectos Básicos de Anatomía y Biomecánica de la Espalda

- Anatomía de la columna vertebral: estructuras y función

- Biomecánica de la espalda: cómo se mueve y soporta cargas

- Mitos sobre los movimientos "prohibidos": entendiendo la flexibilidad y fortaleza natural de la espalda

Fortaleza de la Espalda

- El ejercicio y la columna cervical

- Importancia de la fuerza muscular en la prevención del dolor

- Ejercicios simples para fortalecer la espalda de manera segura

Desmitificando la Relación Entre Hernias y Dolor

- ¿Qué es una hernia discal? Mitos y realidades

- Por qué una hernia no siempre significa dolor

- Casos donde las hernias discales se resuelven sin intervención

El Buen Pronóstico del Dolor Cervical

- Entendiendo la naturaleza autolimitada del dolor cervical inespecífico

- Factores que contribuyen a una recuperación favorable

- Rol de la actitud positiva y el manejo proactivo

Abordaje Activo del Dolor Cervical

- La importancia de evitar el reposo prolongado

- Ejercicios de movilidad para mantener la salud de la espalda

- Estrategias para mantener la actividad física incluso con dolor

Rompiendo el Círculo Vicioso del Dolor y la Inmovilidad

- Cómo el miedo al movimiento perpetúa el dolor y la discapacidad

- Técnicas para superar la kinesiofobia (miedo al movimiento)

- Ejemplos prácticos de movimientos seguros y beneficiosos

Mantenerse Activo Incluso con Dolor

- Beneficios de la actividad física regular en el manejo del dolor cervical

- Cómo adaptar la actividad física durante episodios de dolor agudo

- Actividades recomendadas para la salud cervical a largo plazo

Cierre y Reflexiones Finales

- Resumen de los puntos clave de la charla

- Importancia de la autogestión y el empoderamiento del paciente

- Recursos y apoyo disponibles para continuar aprendiendo

Sesión de Preguntas y Respuestas

- Resolución de dudas específicas de los participantes
- Debate abierto sobre las estrategias discutidas y experiencias personales

La segunda sesión teórica se imparte en la quinta clase del programa y se centra en explicar de manera clara y accesible la neurociencia del dolor, así como los principales factores psicosociales que pueden influir en la percepción del dolor cervical, tales como las emociones y las experiencias previas de dolor. Para facilitar la comprensión de estos conceptos, se emplean imágenes y ejemplos prácticos. El índice detallado de los temas que se abordarán en esta segunda sesión incluye:

La Neurociencia del Dolor

- Introducción. Dolor no es igual a daño.
- ¿Qué es el dolor? Una experiencia multidimensional
- La plasticidad neural: el cerebro cambia con el dolor

Factores que Influyen en la Percepción del Dolor

- El impacto del estrés y las emociones en el dolor
- Creencias y miedos: su influencia en la experiencia dolorosa
- El rol del sueño y el descanso
- La importancia del entorno y el apoyo social

Desmontando Mitos y Creencias Erróneas sobre el Dolor

- Mito: "El dolor siempre indica daño"
- Mito: "Si el dolor persiste, algo está roto"
- Mito: "El reposo absoluto es la mejor solución"

Estrategias para Manejar el Dolor Cervical Inespecífico

- Importancia de mantenerse activo
- Técnicas de manejo del estrés
- Ejercicios de movilidad y fortalecimiento

- Mejora del sueño y hábitos saludables

Empoderamiento del Paciente

- Comprendiendo el dolor: cómo el conocimiento reduce el miedo

- Autogestión del dolor: herramientas prácticas

- Cuándo y cómo buscar ayuda profesional

Sesión de Preguntas y Respuestas

- Resolución de dudas específicas de los participantes

- Debate abierto sobre la experiencia del dolor y las estrategias discutidas

8.1.2. Sesiones prácticas

Las sesiones prácticas se desarrollan siguiendo un formato estructurado que consta de cuatro fases: resolución de dudas, calentamiento, parte principal y vuelta a la calma. Los principios de los ejercicios son los mismos que los descritos en el capítulo anterior.

En la primera fase, que dura aproximadamente tres minutos, los participantes tienen la oportunidad de plantear preguntas y repasar los conceptos fundamentales de cada ejercicio. En aquellas sesiones donde no surjan dudas, el fisioterapeuta utiliza este tiempo para explorar los temas tratados en las clases teóricas, con el propósito de fortalecer la relación entre la teoría y la práctica.

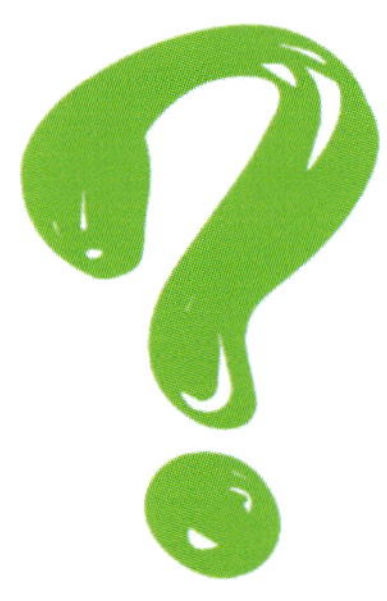

Nota: elaboración propia.

La fase de calentamiento, con una duración de siete minutos, consiste en ejercicios de movilidad articular y activación vegetativa. La secuencia de ejercicios correspondiente se detalla en la tabla.

Tabla 8. Propuesta de calentamiento		
Nombre	Descripción del ejercicio	Segundos
Levantar ambos brazos	Levantar los brazos al inhalar bajar los brazos al exhalar	30
Rotación posterior de brazos	Gira los brazos hacia atrás alternativamente	30
Círculos posteriores de hombros	Círculos posteriores de hombros manteniendo la autoelongación axial del cuello	30
Flexo-extensión cervical	Flexo-extensión cervical manteniendo los hombros abajo	30
Inclinación cervical de derecha a izquierda	Inclinaciones cervicales laterales manteniendo los hombros hacia abajo	30
Rotaciones cervicales	Rotaciones cervicales manteniendo los hombros abajo	30
Flexión y extensión de la columna vertebral	Flexión y extensión de la columna vertebral, articulando vértebra por vértebra	60
Rotaciones de columna	Rotación de la espalda con autoelongación de la columna vertebral	60
Inclinación de la columna de derecha a izquierda	Inclinaciones laterales de espalda con autoelongación de la columna vertebral	60
Círculos de cadera	Círculos de cadera cambiando de dirección a los 30 segundos	60

En la parte principal, se alternan ejercicios de fortalecimiento de la región cervical y escapular utilizando una banda elástica, intercalados con pausas activas que consisten en ejercicios de movilidad articular suave. Cada tres sesiones, se incrementa la fuerza de tracción en un 25%, ajustando la resistencia de la banda elástica. La secuencia de ejercicios puede consultarse en la tabla adjunta.

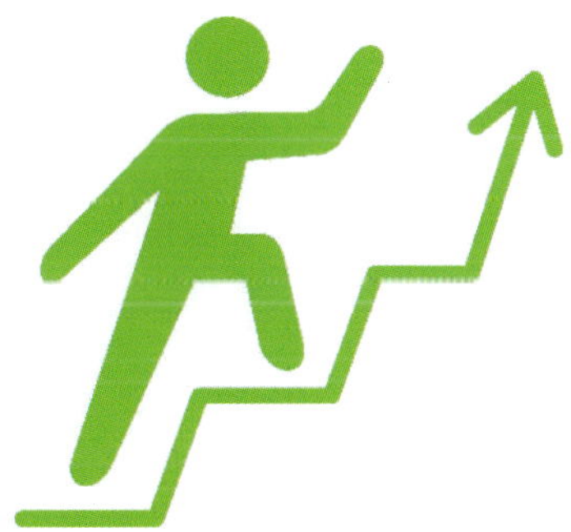

Nota: elaboración propia.

Tabla 8. Propuesta parte principal			
Nombre	Posición final	Descanso activo	Duración
Extensión isométrica cervical		Flexo-extensión cervical sin resistencia	Ejercicio 3x30 s Descanso 3x10 s
Inclinación cervical isométrica derecha		Inclinación cervical de derecha a izquierda	Ejercicio 3x30 s Descanso 3x10 s
Inclinación cervical isométrica izquierda		Inclinación cervical de derecha a izquierda	Ejercicio 3x30 s Descanso 3x10 s
Flexión isométrica cervical		Flexo-extensión cervical sin resistencia	Ejercicio 3x30 s Descanso 3x10 s
Rotación externa del hombro derecho		Círculos de hombros hacia atrás	Ejercicio 3x30 s Descanso 3x10 s
Rotación externa del hombro izquierdo		Rotación posterior de brazos	Ejercicio 3x30 s Descanso 3x10 s

Nombre	Posición final	Descanso activo	Duración
Estabilización escapular		Rotación posterior de brazos	Ejercicio 3x30 s Descanso 3x10 s
Oscilación postero-anterior		Flexo-extensión cervical sin resistencia	Ejercicio 3x30 s Descanso 3x10 s
Oscilación lateral derecha		Inclinación cervical de derecha a izquierda	Ejercicio 3x30 s Descanso 3x10 s
Oscilación lateral izquierda		Inclinación cervical de derecha a izquierda	Ejercicio 3x30 s Descanso 3x10 s
Oscilación anteroposterior		Flexo-extensión cervical sin resistencia	Ejercicio 3x30 s Descanso 3x10 s
Extensión cervical en prono		Círculos de hombros hacia atrás	Ejercicio 3x30 s Descanso 3x10 s

Nombre	Posición final	Descanso activo	Duración
Estabilización de la escápula en prono		Círculos de hombros hacia atrás	Ejercicio 3x30 s Descanso 3x10 s
Flexión cervical en supino		Flexo-extensión cervical sin resistencia	Ejercicio 3x30 s Descanso 3x10 s
Rotación externa de hombre en supino		Flexo-extensión cervical sin resistencia	Ejercicio 3x30 s Descanso 3x10 s

Nota: elaboración propia.

El enfriamiento tiene una duración de cinco minutos y se centra en ejercicios de flexibilidad, respiración y relajación, tal como se describe en la siguiente tabla.

Tabla 9. Propuesta vuelta a la calma		
Nombre	**Descripción del ejercicio**	**Segundos**
Estiramiento de trapecio superior	Cambio de lado a los 30 segundos	60
Estiramiento suboccipital	Automasaje con los pulgares en suboccipitales	30
Estiramiento del diafragma	Al inspirar, tirar de las costillas	60
Respiración	Respiración costo-diafragmática dirigida	60
Ejercicio de relajación	Exploración Corporal	90

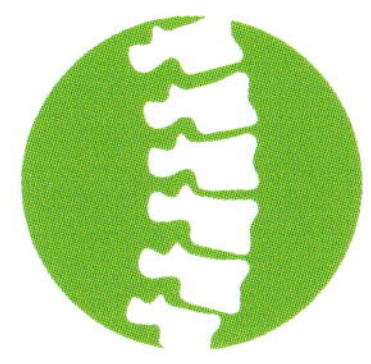

1. Merskey H. Pain terms: a list with definitions and notes on usage. Recommended by the IASP Subcommittee on Taxonomy. Pain. 1979;6:249–52.

2. Raja SN, Carr DB, M, Finnerup NB, Flor H, Gibson S, Keefe FJ, Mogil JS, Ringkamp M, Sluka KA, Song XJ, Stevens B, Sullivan MD, Tutelman PR, Ushida T, Vader K. The revised International Association for the Study of Pain definition of pain: concepts, challenges, and compromises. Pain. 2020;161(9):1976–82.

3. Cieza A, Causey K, Kamenov K, Hanson SW, Chatterji S, Vos T. Global estimates of the need for rehabilitation based on the Global Burden of Disease study 2019: a systematic analysis for the Global Burden of Disease Study 2019. The Lancet. 2020;396(10267):2006–17.

4. Maher C, Underwood M, Buchbinder R. Non-specific low back pain. The Lancet. 2017;389(10070):736–47.

5. Balagué F, Mannion AF, Pellisé F, Cedraschi C. Non-specific low back pain. The lancet. 2012;379(9814):482–91.

6. McLean SM, May S, Klaber-Moffett J, Sharp DM, Gardiner E. Risk factors for the onset of non-specific neck pain: a systematic review. J Epidemiol Community Health. 2010;64(7):565–72.

7. Hayden JA, Van Tulder MW, Malmivaara AV, Koes BW. Meta-analysis: exercise therapy for nonspecific low back pain. Ann Intern Med. 2005;142(9):765-75.

8. Haldeman S, Carroll L, Cassidy JD, Schubert J, Nygren Å. The bone and joint decade 2000-2010 task force on neck pain and its associated disorders: executive summary. J Manipulative Physiol Ther. 2009;32(2):7-9.

9. Bier JD, Scholten-Peeters WG, Staal JB, Pool J, van Tulder MW, Beekman E, Knoop J, Meerhoff G, Verhagen AP. Clinical practice guideline for physical therapy assessment and treatment in patients with nonspecific neck pain. Phys Ther. 2018;98(3):162-71.

10. Hidalgo B, Hall T, Bossert J, Dugeny A, Cagnie B, Pitance L. The efficacy of manual therapy and exercise for treating non-specific neck pain: A systematic review. J Back Musculoskelet Rehabil. 2017;30(6):1149-69.

11. Verkerk K, Luijsterburg PA, Heymans MW, Ronchetti I, Pool-Goudzwaard AL, Miedema HS, Koes BW. Prognosis and course of disability in patients with chronic nonspecific low back pain: a 5-and 12-month follow-up cohort study. Phys Ther. 2013;93(12):1603-14.

12. Klemenc-Ketiš Z. Predictors of health-related quality of life and disability in patients with chronic nonspecific low back pain. Slov Med J. 2011;80(5):379-85.

13. Ogunlana MO, Odole AC, Adejumo A, Odunaiya N. Catastrophising, pain, and disability in patients with nonspecific low back pain. Hong Kong Physiother J. 2015;33(2):73-9.

14. Smeets RJ, van Geel KD, Verbunt JA. Is the fear avoidance model associated with the reduced level of aerobic fitness in patients with chronic low back pain? Arch Phys Med Rehabil. 2009;90(1):109-17.

15. Gunay Ucurum S. The relationship between pain severity, kinesiophobia, and quality of life in patients with non-specific chronic neck pain. J Back Musculoskelet Rehabil. 2019;32(5):677-83.

16. Pace MC, Passavanti MB, De Nardis L, Bosco F, Sansone P, Pota V, Barbarisi M, Palagiano A, Iannotti FA, Panza E, Aurilio C. Nociceptor plasticity: a closer look. J Cell Physiol. 2018;233(4):2824-38.

17. Butler DS, Moseley GL. Explain Pain. 2nd ed. Australia: Noigroup publications; 2013. p. 13-21.

18. Bayer TL, Baer PE, Early C. Situational and psychophysiological factors in psychologically induced pain. Pain. 1991;44(1):45–50.

19. Beecher HK. Relationship of significance of wound to pain experienced. J Am Med Assoc. 1956;161(17):1609–13.

20. Nijs J, Van Houdenhove B, Oostendorp RA. Recognition of central sensitization in patients with musculoskeletal pain: application of pain neurophysiology in manual therapy practice. Man Ther. 2010;15(2):135–41.

21. Latremoliere A, Woolf CJ. Central sensitization: a generator of pain hypersensitivity by central neural plasticity. J Pain. 2009;10(9):895–926.

22. Woolf CJ. What is this thing called pain? J Clin Invest. 2010;120(11):3742–4.

23. IASP Terminology Working Group. Terminology | International Association for the Study of Pain [Internet]. International Association for the Study of Pain. Washington, D.C.;1994 [actualizado 2011; citado el 4 Jun 2023]. Disponible en: https://www.iasp-pain.org/resources/terminology/

24. Loeser JD, Treede RD. The Kyoto protocol of IASP basic pain terminology. Pain. 2008;137(3):473–7.

25. Freynhagen R, Parada HA, Calderon-Ospina CA, Chen J, Rakhmawati Emril D, Fernández-Villacorta FJ, Franco H, Ho KY, Lara-Solares A, Li CC, Mimenza Alvarado A, Nimmaanrat S, Dolma Santos M, Ciampi de Andrade D. Current understanding of the mixed pain concept: a brief narrative review. Curr Med Res Opin. 2019;35(6):1011–8.

26. Fitzcharles MA, Cohen SP, Clauw DJ, Littlejohn G, Usui C, Häuser W. Nociplastic pain: towards an understanding of prevalent pain conditions. The Lancet. 2021;397(10289):2098–110.

27. Nijs J, De Baets L, Hodges P. Phenotyping nociceptive, neuropathic, and nociplastic pain: who, how, & why? Braz J Phys Ther. 2023; 27(4): 100537.

28. GBD 2019 Diseases and Injuries Collaborators. Global burden of 369 diseases and injuries in 204 countries and territories, 1990–2019: a systematic analysis for the Global Burden of Disease Study 2019. The Lancet. 2020;396(10258):1204–22.

29. Leboeuf-Yde C, Nielsen J, Kyvik KO, Fejer R, Hartvigsen J. Pain in the lumbar, thoracic or cervical regions: do age and gender matter? A

population-based study of 34,902 Danish twins 20–71 years of age. BMC Musculoskelet Disord. 2009;10(1):1–12.

30. Olaogun MO, Kopf A. Chronic Nonspecific Back Pain. En: Andreas K, Nilesh B, eds. Guide to Pain Management in Low-Resource Settings [Internet]. 1st ed. Seattle: International Association for the Study of Pain®; 2010. p.207–12. Disponible en: https://www.iasp-pain.org/publications/free-ebooks/guide-to-pain-management-in-low-resource-settings/

31. Costa L da CM, Maher CG, Hancock MJ, McAuley JH, Herbert RD, Costa LO. The prognosis of acute and persistent low-back pain: a meta-analysis. CMAJ. 2012;184(11):613–24.

32. Pengel LH, Herbert RD, Maher CG, Refshauge KM. Acute low back pain: systematic review of its prognosis. BMJ. 2003;327(7410):323.

33. Vasseljen O, Woodhouse A, Bjørngaard JH, Leivseth L. Natural course of acute neck and low back pain in the general population: the HUNT study. Pain. 2013;154(8):1237–44.

34. Díaz MS, Gérvas J. El dolor lumbar. Semergen. 2002;28(1):21–41.

35. Chiarotto A, Maxwell LJ, Ostelo RW, Boers M, Tugwell P, Terwee CB. Measurement properties of visual analogue scale, numeric rating scale, and pain severity subscale of the brief pain inventory in patients with low back pain: a systematic review. J Pain. 2019;20(3):245–63.

36. Rubin DI. Epidemiology and risk factors for spine pain. Neurol Clin. 2007;25(2):353–71.

37. Popescu A, Lee H. Neck pain and lower back pain. Med Clin. 2020;104(2):279–92.

38. Chen S, Chen M, Wu X, Lin S, Tao C, Cao H, Shao Z, Xiao G. Global, regional and national burden of low back pain 1990–2019: a systematic analysis of the Global Burden of Disease study 2019. J Orthop Transl. 2022;32:49–58.

39. Instituto Nacional de Estadística (INE). Encuesta Europea de Salud en España. 2020. Disponible en: https://www.sanidad.gob.es/estadEstudios/estadisticas/EncuestaEuropea/EncuestaEuropea2020/EESE2020_inf_evol_princip_result.pdf

40. Alonso-García M, Sarría-Santamera A. The economic and social burden of low back pain in Spain: a national assessment of the economic and social impact of low back pain in Spain. Spine. 2020;45(16):1026–32.

41. Gómez-Conesa A, Valbuena Moya S. Lumbalgia crónica y discapacidad laboral. Fisioterapia. 2005 ;27(5):255–65.

42. Guisado P. Artículo de revisión lumbalgia y ejercicio físico. Rev.int.med. cienc.act.fís.deporte. 2006; 6(24): 230–47.

43. Borenstein DG. Epidemiology, etiology, diagnostic evaluation, and treatment of low back pain. Curr Opin Rheumatol. 2001;13(2):128–34

44. Ma K, Zhuang ZG, Wang L, Liu XG, Lu LJ, Yang XQ, Lu Y, Fu ZJ, Song T, Huang D, Liu H, Huang YQ, Peng BG, Liu YQ. The Chinese Association for the Study of Pain (CASP): consensus on the assessment and management of chronic nonspecific low back pain. Pain Res Manag. 2019;2019: 8957847.

45. Dieleman JL, Cao J, Chapin A, Chen C, Li Z, Liu A, Horst C, Kaldjian A, Matyasz T, Scott KW, Bui AL, Campbell M, Duber HC, Dunn AC, Flaxman AD, Fitzmaurice C, Naghavi M, Sadat N, Shieh P, Squires E, Yeung K, Murray CJL. US Health Care Spending by Payer and Health Condition, 1996-2016. JAMA. 2020;323(9):863–84

46. Wenig CM, Schmidt CO, Kohlmann T, Schweikert B. Costs of back pain in Germany. Eur J Pain. 2009;13(3):280–6.

47. Hong J, Reed C, Novick D, Happich M. Costs associated with treatment of chronic low back pain: an analysis of the UK General Practice Research Database. Spine. 2013;38(1):75–82.

48. Maniadakis N, Gray A. The economic burden of back pain in the UK. Pain. 2000;84(1):95–103.

49. Ministerio de sanidad, servicios sociales e igualdad. Informe Anual del Sistema Nacional de Salud 2017.2018. Disponible en: https://www.sanidad.gob.es/estadEstudios/estadisticas/sisInfSanSNS/tablasEstadisticas/InfAnualSNS2017/ResumenEjecutivo2017.pdf

50. Waddell G. Biopsychosocial analysis of low back pain. Baillières Clin Rheumatol. 1992;6(3):523–57.

51. George E, Engel L. The clinical application of the biopsychosocial model. Am J Psychiatry. 1980;137(5):535–44.

52. Kazeminasab S, Nejadghaderi SA, Amiri P, Pourfathi H, Araj-Khodaei M, Sullman MJM, Kolahi AA, Safiri S. Neck pain: global epidemiology, trends and risk factors. BMC Musculoskelet Disord. 2022;23(1):26.

53. Shiri R, Falah-Hassani K, Heliövaara M, Solovieva S, Amiri S, Lallukka T, Burdorf A, Husgafvel-Pursiainen K, Viikari-Juntura E. Risk Factors

for Low Back Pain: A Population-Based Longitudinal Study. Arthritis Care Res. 2019;71(2):290–9.

54. Kim R, Wiest C, Clark K, Cook C, Horn M. Identifying risk factors for first-episode neck pain: A systematic review. Musculoskelet Sci Pract. 2018;33:77–83.

55. Jahre H, Grotle M, Smedbråten K, Dunn KM, Øiestad BE. Risk factors for non-specific neck pain in young adults. A systematic review. BMC Musculoskelet Disord. 2020;21(1):1–12.

56. Sitthipornvorakul E, Janwantanakul P, Lohsoonthorn V. The effect of daily walking steps on preventing neck and low back pain in sedentary workers: a 1-year prospective cohort study. Eur Spine J. 2015;24(3):417–24.

57. Hoy D, March L, Woolf A, Blyth F, Brooks P, Smith E, Vos T, Barendregt J, Blore J, Murray C, Burstein R, Buchbinder R. The global burden of neck pain: estimates from the Global Burden of Disease 2010 study. Ann Rheum Dis. 2014;73(7):1309–15.

58. Linton SJ. A review of psychological risk factors in back and neck pain. Spine. 2000;25(9):1148–56.

59. Andersen JH, Kaergaard A, Frost P, Thomsen JF, Bonde JP, Fallentin N, Borg V, Mikkelsen S. Physical, psychosocial, and individual risk factors for neck/shoulder pain with pressure tenderness in the muscles among workers performing monotonous, repetitive work. Spine. 2002;27(6):660–7.

60. Taylor JB, Goode AP, George SZ, Cook CE. Incidence and risk factors for first-time incident low back pain: a systematic review and meta-analysis. Spine J. 2014;14(10):2299–319.

61. Manchikanti L, Singh V, Datta S, Cohen SP, Hirsch JA. Comprehensive review of epidemiology, scope, and impact of spinal pain. Pain Physician. 2009;12(4):35–70.

62. Manchikanti L, Singh V, Falco FJ, Benyamin RM, Hirsch JA. Epidemiology of low back pain in adults. Neuromodulation Technol Neural Interface. 2014;17(2):3–10.

63. Behennah J, Conway R, Fisher J, Osborne N, Steele J. The relationship between balance performance, lumbar extension strength, trunk extension endurance, and pain in participants with chronic low back pain, and those without. Clin Biomech. 2018;53:22–30.

64. Shiri R, Karppinen J, Leino-Arjas P, Solovieva S, Viikari-Juntura E. The association between obesity and low back pain: a meta-analysis. Am J Epidemiol. 2010;171(2):135–54.

65. Shiri R, Karppinen J, Leino-Arjas P, Solovieva S, Viikari-Juntura E. The association between smoking and low back pain: a meta-analysis. Am J Med. 2010;123(1):87.e7–35.

66. Edmondston S, Björnsdóttir G, Pálsson T, Solgård H, Ussing K, Allison G. Endurance and fatigue characteristics of the neck flexor and extensor muscles during isometric tests in patients with postural neck pain. Man Ther. 2011;16(4):332–8.

67. Lee H, Nicholson LL, Adams RD. Neck muscle endurance, self-report, and range of motion data from subjects with treated and untreated neck pain. J Manipulative Physiol Ther. 2005;28(1):25–32.

68. Barton PM, Hayes KC. Neck flexor muscle strength, efficiency, and relaxation times in normal subjects and subjects with unilateral neck pain and headache. Arch Phys Med Rehabil. 1996;77(7):680–7.

69. Côté P, Cassidy JD, Carroll LJ, Kristman V. The annual incidence and course of neck pain in the general population: a population-based cohort study. Pain. 2004;112(3):267–73.

70. Alzahrani H, Alshehri MA, Alzhrani M, Alshehri YS, Al Attar WSA. The association between sedentary behavior and low back pain in adults: a systematic review and meta-analysis of longitudinal studies. PeerJ. 2022;10(13127):1–18.

71. Edmondston SJ, Wallumrød ME, MacLéid F, Kvamme LS, Joebges S, Brabham GC. Reliability of isometric muscle endurance tests in subjects with postural neck pain. J Manipulative Physiol Ther. 2008;31(5):348–54.

72. Harris KD, Heer DM, Roy TC, Santos DM, Whitman JM, Wainner RS. Reliability of a measurement of neck flexor muscle endurance. Phys Ther. 2005;85(12):1349–55.

73. Vanti C, Conti C, Faresin F, Ferrari S, Piccarreta R. The relationship between clinical instability and endurance tests, pain, and disability in nonspecific low back pain. J Manipulative Physiol Ther. 2016;39(5):359–68.

74. Cagnie B, Cools A, De Loose V, Cambier D, Danneels L. Differences in isometric neck muscle strength between healthy controls and women

with chronic neck pain: the use of a reliable measurement. Arch Phys Med Rehabil. 2007;88(11):1441–5.

75. Ylinen J, Salo P, Nykänen M, Kautiainen H, Häkkinen A. Decreased isometric neck strength in women with chronic neck pain and the repeatability of neck strength measurements. Arch Phys Med Rehabil. 2004;85(8):1303–8.

76. Chiu TT, Lam TH, Hedley AJ. Maximal isometric muscle strength of the cervical spine in healthy volunteers. Clin Rehabil. 2002;16(7):772–9.

77. Lindstrøm R, Schomacher J, Farina D, Rechter L, Falla D. Association between neck muscle coactivation, pain, and strength in women with neck pain. Man Ther. 2011;16(1):80–6.

78. França FR, Burke TN, Caffaro RR, Ramos LA, Marques AP. Effects of muscular stretching and segmental stabilization on functional disability and pain in patients with chronic low back pain: a randomized, controlled trial. J Manipulative Physiol Ther. 2012;35(4):279–85.

79. Tousignant M, Poulin L, Marchand S, Viau A, Place C. The Modified-Modified Schober Test for range of motion assessment of lumbar flexion in patients with low back pain: A study of criterion validity, intra-and inter-rater reliability and minimum metrically detectable change. Disabil Rehabil. 2005;27(10):553–9.

80. Mistry GS, Vyas NJ, Sheth MS. Comparison of hamstrings flexibility in subjects with chronic low back pain versus normal individuals. J Clin Exp Res. 2014;2(1):85–9.

81. Nzamba J, Van Damme S, Favre J, Christe G. The relationships between spinal amplitude of movement, pain and disability in low back pain: A systematic review and meta-analysis. Eur J Pain. 2024;28(1):37–53.

82. Vatovec R, Voglar M. Changes of trunk muscle stiffness in individuals with low back pain: a systematic review with meta-analysis. BMC Musculoskelet Disord. 2024;25(1):155.

83. Pinheiro MB, Ferreira ML, Refshauge K, Ordoñana JR, Machado GC, Prado LR, Maher CG, Ferreira PH. Symptoms of depression and risk of new episodes of low back pain: a systematic review and meta-analysis. Arthritis Care Res. 2015;67(11):1591–603.

84. Ortego G, Villafañe JH, Doménech-García V, Berjano P, Bertozzi L, Herrero P. Is there a relationship between psychological stress or anx-

iety and chronic nonspecific neck-arm pain in adults? A systematic review and meta-analysis. J Psychosom Res. 2016;90:70–81.

85. Mork R, Falkenberg HK, Fostervold KI, Thorud HMS. Discomfort glare and psychological stress during computer work: subjective responses and associations between neck pain and trapezius muscle blood flow. Int Arch Occup Environ Health. 2020;93(1):29–42.

86. Xie Y, Jun D, Thomas L, Coombes BK, Johnston V. Comparing central pain processing in individuals with non-traumatic neck pain and healthy individuals: a systematic review and meta-analysis. J Pain. 2020;21(11–12):1101–24.

87. Alaca N, Kaba H, Atalay A. Associations between the severity of disability level and fear of movement and pain beliefs in patients with chronic low back pain. J Back Musculoskelet Rehabil. 2020;33(5):785–91.

88. Kelly GA, Blake C, Power CK, O'keeffe D, Fullen BM. The association between chronic low back pain and sleep: a systematic review. Clin J Pain. 2011;27(2):169–81.

89. Kovacs FM, Seco J, Royuela A, Melis S, Sánchez C, Díaz-Arribas MJ, Meli M, Núñez M, Martínez-Rodríguez ME, Fernández C, Gestoso M, Mufraggi N, Moyá J, Rodríguez-Pérez V, Torres-Unda J, Burgos-Alonso N, Gago-Fernández I, Abraira V. Patients with neck pain are less likely to improve if they experience poor sleep quality. Clin J Pain. 2015;31(8):713–21.

90. Altuğ F, Ünal A, Kilavuz G, Kavlak E, Çitişli V, Cavlak U. Investigation of the relationship between kinesiophobia, physical activity level and quality of life in patients with chronic low back pain 1. J Back Musculoskelet Rehabil. 2016;29(3):527–31.

91. Leeuw M, Goossens MEJB, Linton SJ, Crombez G, Boersma K, Vlaeyen JWS. The Fear-Avoidance Model of Musculoskeletal Pain: Current State of Scientific Evidence. J Behav Med. 2007;30(1):77–94.

92. Agnus Tom A, Rajkumar E, John R, Joshua George A. Determinants of quality of life in individuals with chronic low back pain: a systematic review. Health Psychol Behav Med. 2022;10(1):124–44.

93. Comachio J, Magalhães MO, Marques AP. A cross-sectional study of associations between kinesiophobia, pain, disability, and quality of life in patients with chronic low back pain. Adv Rheumatol. 2019;58(1):8.

94. Heitz C, Hilfiker R, Bachmann L, Joronen H, Lorenz T, Uebelhart D, Klipstein A, Brunner F. Comparison of risk factors predicting return to work between patients with subacute and chronic non-specific low back pain: systematic review. Eur Spine J. 2009;18:1829–35.

95. Roquelaure Y, Bodin J, Ha C, Le Marec F, Fouquet N, Ramond-Roquin A, Goldberg M, Descatha A, Petit A, Imbernon E. Incidence and risk factors for thoracic spine pain in the working population: the French Pays de la Loire Study. Arthritis Care Res. 2014;66(11):1695–702.

96. Turk DC, Fillingim RB, Ohrbach R, Patel KV. Assessment of psychosocial and functional impact of chronic pain. J Pain. 2016;17(9):T21–49.

97. Ariëns GA, Bongers PM, Hoogendoorn WE, Houtman IL, van der Wal G, van Mechelen W. High quantitative job demands and low coworker support as risk factors for neck pain: results of a prospective cohort study. Spine. 2001;26(17):1896–901.

98. De Loose V, Burnotte F, Cagnie B, Stevens V, Van Tiggelen D. Prevalence and risk factors of neck pain in military office workers. Mil Med. 2008;173(5):474–9.

99. Jun D, Zoe M, Johnston V, O'Leary S. Physical risk factors for developing non-specific neck pain in office workers: a systematic review and meta-analysis. Int Arch Occup Environ Health. 2017;90(5):373–410.

100. Ahmed SA, Shantharam G, Eltorai AE, Hartnett DA, Goodman A, Daniels AH. The effect of psychosocial measures of resilience and self-efficacy in patients with neck and lower back pain. Spine J. 2019;19(2):232–7.

101. Eltayeb S, Staal JB, Hassan A, De Bie RA. Work related risk factors for neck, shoulder and arms complaints: a cohort study among Dutch computer office workers. J Occup Rehabil. 2009;19:315–22.

102. Du S, Hu L, Bai Y, Dong J, Jin S, Zhang H, Zhu Y. The influence of self-efficacy, fear-avoidance belief, and coping styles on quality of life for Chinese patients with chronic nonspecific low back pain: A multisite cross-sectional study. Pain Pract. 2018;18(6):736–47.

103. Kvaavik E, Batty GD, Ursin G, Huxley R, Gale CR. Influence of individual and combined health behaviors on total and cause-specific mortality in men and women: the United Kingdom health and lifestyle survey. Arch Intern Med. 2010;170(8):711–8.

104. Öhlund C, Lindström I, Eek C, Areskoug B, Nachemson A. The causality field (extrinsic and intrinsic factors) in industrial subacute low back pain patients. Scand J Med Sci Sports. 1996;6(2):98–111.

105. Burton AK, Balagué F, Cardon G, Eriksen HR, Henrotin Y, Lahad A, Leclerc A, Müller G, van der Beek AJ; COST B13 Working Group on Guidelines for Prevention in Low Back Pain. Chapter 2. European guidelines for prevention in low back pain : November 2004. Eur Spine J. 2006;15(S2):S136-68.

106. Steffens D, Maher CG, Pereira LS, Stevens ML, Oliveira VC, Chapple M, Teixeira-Salmela LF, Hancock MJ. Prevention of low back pain: a systematic review and meta-analysis. JAMA Intern Med. 2016;176(2):199–208.

107. Shiri R, Coggon D, Falah-Hassani K. Exercise for the prevention of low back pain: systematic review and meta-analysis of controlled trials. Am J Epidemiol. 2018;187(5):1093–101.

108. Sihawong R, Janwantanakul P, Jiamjarasrangsi W. Effects of an exercise programme on preventing neck pain among office workers: a 12-month cluster-randomised controlled trial. Occup Environ Med. 2014;71(1):63–70.

109. Hernandez-Lucas P, Leirós-Rodríguez R, Lopez-Barreiro J, García-Soidán JL. Prevention of non-specific back pain through exercise and education: A systematic review and meta-analysis. J Back Musculoskelet Rehabil. 2023;(Preprint):1–14.

110. Linton SJ, Hellsing AL, Halldén K. A population-based study of spinal pain among 35-45-year-old individuals: prevalence, sick leave, and health care use. Spine. 1998;23(13):1457–63.

111. Bentzen N. WONCA dictionary of general/family practice. Wonca International Classification Committee; Copenhagen: Manedsskrift for Praktisk Laegergerning; 2003. p110.

112. Martins C, Godycki-Cwirko M, Heleno B, Brodersen J. Quaternary prevention: reviewing the concept: Quaternary prevention aims to protect patients from medical harm. Eur J Gen Pract. 2018;24(1):106–11.

113. Bull FC, Al-Ansari SS, Biddle S, Borodulin K, Buman MP, Cardon G, Carty C, Chaput JP, Chastin S, Chou R, Dempsey PC, DiPietro L, Ekelund U, Firth J, Friedenreich CM, Garcia L, Gichu M, Jago R, Katzmarzyk PT, Lambert E, Leitzmann M, Milton K, Ortega FB, Ranasinghe C, Stamatakis E, Tiedemann A, Troiano RP, van der Ploeg

HP, Wari V, Willumsen JF. World Health Organization 2020 guidelines on physical activity and sedentary behaviour. Br J Sports Med. 2020;54(24):1451-62.

114. Koes BW, Van Tulder Mw, Thomas S. Diagnosis and treatment of low back pain. BMJ. 2006;332(7555):1430-4.

115. George SZ, Fritz JM, Silfies SP, Schneider MJ, Beneciuk JM, Lentz TA, Gilliam JR, Hendren S, Norman KS. Interventions for the Management of Acute and Chronic Low Back Pain: Revision 2021: Clinical Practice Guidelines Linked to the International Classification of Functioning, Disability and Health From the Academy of Orthopaedic Physical Therapy of the American Physical Therapy Association. J Orthop Sports Phys Ther. 2021;51(11):CPG1-60.

116. Juniper M, Le TK, Mladsi D. The epidemiology, economic burden, and pharmacological treatment of chronic low back pain in France, Germany, Italy, Spain and the UK: a literature-based review. Expert Opin Pharmacother. 2009;10(16):2581-92.

117. Delitto A, George SZ, Van Dillen L, Whitman JM, Sowa G, Shekelle P, Denninger TR, Godges JJ. Low back pain: clinical practice guidelines linked to the International Classification of Functioning, Disability, and Health from the Orthopaedic Section of the American Physical Therapy Association. J Orthop Sports Phys Ther. 2012;42(4):A1-57.

118. Cohen SP, Hooten WM. Advances in the diagnosis and management of neck pain. BMJ. 2017;358:j3221.

119. Corp N, Mansell G, Stynes S, Wynne-Jones G, Morsø L, Hill JC, Van der Windt DA. Evidence-based treatment recommendations for neck and low back pain across Europe: A systematic review of guidelines. Eur J Pain. 2021;25(2):275-95.

120. Shaheed CA, Maher CG, Williams KA, Day R, McLachlan AJ. Efficacy, tolerability, and dose-dependent effects of opioid analgesics for low back pain: a systematic review and meta-analysis. JAMA Intern Med. 2016;176(7):958-68.

121. Abdel Shaheed C, Maher C, Williams K, McLachlan A. Efficacy and tolerability of muscle relaxants for low back pain: systematic review and meta-analysis. Eur J Pain. 2017;21(2):228-37.

122. Machado GC, Maher CG, Ferreira PH, Day RO, Pinheiro MB, Ferreira ML. Non-steroidal anti-inflammatory drugs for spinal pain: a systematic review and meta-analysis. Ann Rheum Dis. 2017;76(7):1269-78.

123. Cashin AG, Folly T, Bagg MK, Wewege MA, Jones MD, Ferraro MC, Leake HB, Rizzo RRN, Schabrun SM, Gustin SM, Day R, Williams CM, McAuley JH. Efficacy, acceptability, and safety of muscle relaxants for adults with non-specific low back pain: systematic review and meta-analysis. BMJ. 2021;374:n1446.

124. Almeida M, Saragiotto B, Richards B, Maher CG. Primary care management of non-specific low back pain: key messages from recent clinical guidelines. Med J Aust. 2018;208(6):272-5.

125. Traeger AC, Buchbinder R, Harris IA, Clavisi OM, Maher CG. Avoid routinely prescribing medicines for non-specific low back pain. Br J Sports Med. 2019;53(3):196-9.

126. Koes BW, Van Tulder M, Lin CWC, Macedo LG, McAuley J, Maher C. An updated overview of clinical guidelines for the management of non-specific low back pain in primary care. Eur Spine J. 2010;19(12):2075-94.

127. Oliveira CB, Maher CG, Pinto RZ, Traeger AC, Lin CWC, Chenot JF, van Tulder M, Koes BW. Clinical practice guidelines for the management of non-specific low back pain in primary care: an updated overview. Eur Spine J. 2018;27(11):2791-803.

128. Kjaer P, Kongsted A, Hartvigsen J, Isenberg-Jørgensen A, Schiøttz-Christensen B, Søborg B, Krog C, Møller CM, Halling CMB, Lauridsen HH, Hansen IR, Nørregaard J, Jørgensen KJ, Hansen LV, Jakobsen M, Jensen MB, Melbye M, Duel P, Christensen SW, Povlsen TM. National clinical guidelines for non-surgical treatment of patients with recent onset neck pain or cervical radiculopathy. Eur Spine J. 2017;26(9):2242-57.

129. Bodes Pardo G, Lluch Girbés E, Roussel NA, Gallego Izquierdo T, Jiménez Penick V, Pecos Martín D. Pain Neurophysiology Education and Therapeutic Exercise for Patients With Chronic Low Back Pain: A Single-Blind Randomized Controlled Trial. Arch Phys Med Rehabil. 2018;99(2):338-47.

130. Zhang Y, Wan L, Wang X. The effect of health education in patients with chronic low back pain. J Int Med Res. 2014;42(3):815-20.

131. Jones CM, Shaheed CA, Ferreira GE, Kharel P, Christine Lin CW, Maher CG. Advice and education provide small short-term improvements in pain and disability in people with non-specific spinal pain: a systematic review. J Physiother. 2021;67(4):263-70.

132. Cedraschi C, Luthy C, Allaz AF, Herrmann F, Ludwig C. Low back pain and health-related quality of life in community-dwelling older adults. Eur Spine J. 2016;25(9):2822–32.

133. Hori Y, Hoshino M, Inage K, Miyagi M, Takahashi S, Ohyama S, Suzuki A, Tsujio T, Terai H, Dohzono S, Sasaoka R, Toyoda H, Kato M, Matsumura A, Namikawa T, Seki M, Yamada K, Habibi H, Salimi H, Yamashita M, Yamauchi T, Furuya T, Orita S, Maki S, Shiga Y, Inoue M, Inoue G, Fujimaki H, Murata K, Kawakubo A, Kabata D, Shintani A, Ohtori S, Takaso M, Nakamura H. ISSLS PRIZE IN CLINICAL SCIENCE 2019: Clinical importance of trunk muscle mass for low back pain, spinal balance, and quality of life—A multicenter cross-sectional study. Eur Spine J. 2019;28(5):914–21.

134. Uçar İ, Karartı C, Cüce İ, Veziroğlu E, Özüdoğru A, Koçak FA, Dadalı Y. The relationship between muscle size, obesity, body fat ratio, pain and disability in individuals with and without nonspecific low back pain. Clin Anat. 2021;34(8):1201–7.

135. Smuck M, Kao MCJ, Brar N, Martinez-Ith A, Choi J, Tomkins-Lane CC. Does physical activity influence the relationship between low back pain and obesity? Spine J. 2014;14(2):209–16.

136. Louw A, Puentedura E "Louie" J, Zimney K. Teaching patients about pain: It works, but what should we call it? Physiother Theory Pract. 2016;32(5):328–31.

137. Louw A, Zimney K, Puentedura EJ, Diener I. The efficacy of pain neuroscience education on musculoskeletal pain: a systematic review of the literature. Physiother Theory Pract. 2016;32(5):332–55.

138. Haines T, Gross AR, Burnie S, Goldsmith CH, Perry L, Graham N. A Cochrane review of patient education for neck pain. Spine J. 2009;9(10):859–71.

139. Engers AJ, Jellema P, Wensing M, van der Windt DA, Grol R, van Tulder MW. Individual patient education for low back pain. Cochrane Database Syst Rev. 2008;2008(1):CD004057.

140. Benedetti F, Lanotte M, Lopiano L, Colloca L. When words are painful: unraveling the mechanisms of the nocebo effect. Neuroscience. 2007;147(2):260–71.

141. Barsky AJ. The iatrogenic potential of the physician's words. Jama. 2017;318(24):2425–6.

142. Stewart M, Loftus S. Sticks and stones: the impact of language in musculoskeletal rehabilitation. J Orthop Sports Phys Ther. 2018;48(7):519–22.

143. De Zoete RM, Armfield NR, McAuley JH, Chen K, Sterling M. Comparative effectiveness of physical exercise interventions for chronic non-specific neck pain: a systematic review with network meta-analysis of 40 randomised controlled trials. Br J Sports Med. 2021;55(13):730–42.

144. Wilhelm MP, Donaldson M, Griswold D, Learman KE, Garcia AN, Learman SM, Cleland JA. The Effects of Exercise Dosage on Neck-Related Pain and Disability: A Systematic Review With Meta-analysis. J Orthop Sports Phys Ther. 2020;50(11):607–21.

145. Bertozzi L, Gardenghi I, Turoni F, Villafañe JH, Capra F, Guccione AA, Pillastrini P. Effect of therapeutic exercise on pain and disability in the management of chronic nonspecific neck pain: systematic review and meta-analysis of randomized trials. Phys Ther. 2013;93(8):1026–36.

146. Miyamoto GC, Lin CWC, Cabral CMN, van Dongen JM, van Tulder MW. Cost-effectiveness of exercise therapy in the treatment of non-specific neck pain and low back pain: a systematic review with meta-analysis. Br J Sports Med. 2019;53(3):172–81.

147. O'Riordan C, Clifford A, Van De Ven P, Nelson J. Chronic Neck Pain and Exercise Interventions: Frequency, Intensity, Time, and Type Principle. Arch Phys Med Rehabil. 2014;95(4):770–83.

148. Müller G, Pfinder M, Clement M, Kaiserauer A, Deis G, Waber T, Rieger S, Schwarz D, Heinzel-Gutenbrunner M, Straif M, Bös K, Kohlmann T.Therapeutic and economic effects of multimodal back exercise: A controlled multicentre study. J Rehabil Med. 2018;51(1):61–70.

149. Van Middelkoop M, Rubinstein SM, Verhagen AP, Ostelo RW, Koes BW, van Tulder MW. Exercise therapy for chronic nonspecific low-back pain. Best Pract Res Clin Rheumatol. 2010;24(2):193–204.

150. Kolt GS, McEvoy JF. Adherence to rehabilitation in patients with low back pain. Man Ther. 2003;8(2):110–6.

151. Hayden JA, Ellis J, Ogilvie R, Stewart SA, Bagg MK, Stanojevic S, Yamato TP, Saragiotto BT. Some types of exercise are more effective than others in people with chronic low back pain: a network meta-analysis. J Physiother. 2021;67(4):252–62.

152. Forssell MZ. The Swedish Back School. Physiotherapy. 1980;66(4):112–4

153. Nachemson A. Towards a better understanding of low-back pain: a review of the mechanics of the lumbar disc. Rheumatology. 1975;14(3):129–43.

154. Nachemson A. Lumbar intradiscal pressure: experimental studies on post-mortem material. Acta Orthop Scand. 1960;31(43):1–104.

155. Nachemson A. Newest knowledge of low back pain. A critical look. Clinical. Orthop Rel Res.1992;279:8–20.

156. Mattmiller AW. The California Back School. Physiotherapy 1980;66(4): 118–122.

157. Hall H.The Canadian Back Education Units. Physiot 1980;66(4):115–117.

158. Rull M y Miralles I. Dolor lumbar. Escuela de columna. Rev Soc Esp del Dolor.1996;3:162–165.

159. Bigorda-Sague A. Study of the effectiveness of back school in non-specific low back pain. Rehabilitacion. 2012;46(3):222–6.

160. Peña A; Gestoso M; Kovacs FM; Mufraggi N. Escuela Española de la Espalda: Prevención y rehabilitación de las patologías mecánicas del raquis. Rheuma.1997;5:16–22.

161. Miralles I. Prevención del dolor lumbar. Efectividad de la Escuela de Columna. Rev. Soc. Esp. Dolor. 2001;8(2)14-21.

162. González-Vázquez A, López-Fernández D, Álvarez-Paz MD, Javier F. Estudio de la Escuela de Espalda en el Área de Atención Primaria de Santiago de Compostela. Una encuesta de satisfacción. Cuad Atencion Primaria. 2011;18(1):15–9.

163. Kamper SJ, Apeldoorn AT, Chiarotto A, Smeets RJ, Ostelo RW, Guzman J, Van Tulder MW. Multidisciplinary biopsychosocial rehabilitation for chronic low back pain. Cochrane Database Syst Rev. 2014;(9):CD000963.

164. Meng K, Peters S, Faller H. Effectiveness of a standardized back school program for patients with chronic low back pain after implementation in routine rehabilitation care. Patient Educ Couns. 2017;100(6):1161–8.

165. Lederman E. The fall of the postural-structural-biomechanical model in manual and physical therapies: exemplified by lower back pain. J Bodyw Mov Ther. 2011;15(2):131–8.

166. Kripa S, Kaur H. Identifying relations between posture and pain in lower back pain patients: a narrative review. Bull Fac Phys Ther. 2021;26:34.

167. A Tribute to Alf Nachemson: The: Spine: Interview. Back Lett [Internet]. 2007;22(2).18–21.

168. Paolucci T, Zangrando F, Iosa M, De Angelis S, Marzoli C, Piccinini G, Saraceni VM. Improved interoceptive awareness in chronic low back pain: a comparison of Back school versus Feldenkrais method. Disabil Rehabil. 2017;39(10):994–1001.

169. Sahin N, Albayrak I, Durmus B, Ugurlu H. Effectiveness of back school for treatment of pain and functional disability in patients with chronic low back pain: A randomized controlled trial. J Rehabil Med. 2011;43(3):224–9.

170. Morone G, Iosa M, Paolucci T, Fusco A, Alcuri R, Spadini E, Saraceni VM, Paolucci S. Efficacy of perceptive rehabilitation in the treatment of chronic nonspecific low back pain through a new tool: a randomized clinical study. Clin Rehabil. 2012;26(4):339–50.

171. Járomi M, Kukla A, Szilágyi B, Simon-Ugron Á, Bobály VK, Makai A, Linek P, Ács P, Leidecker E. Back School programme for nurses has reduced low back pain levels: A randomised controlled trial. J Clin Nurs. 2018;27(5–6):e895–902.

172. Pakbaz M, Hosseini MA, Aemmi SZ, Gholami S. Effectiveness of the back school program on the low back pain and functional disability of Iranian nurse. J Exerc Rehabil. 2019;15(1):134–8.

173. Durmus D, Unal M, Kuru O. How effective is a modified exercise program on its own or with back school in chronic low back pain? A randomized-controlled clinical trial. J Back Musculoskelet Rehabil. 2014;27(4):553–61.

174. Başer ÖÇ, Ay S, Evcik D. Cost-effectiveness analysis of chronic mechanical back pain treatment modalities. Turk J Phys Med Rehabil. 2020;66(4):413.

175. Borges RG, Vieira A, Noll M, Bartz PT, Candotti CT. Effects of participation in a Back School on musculoskeletal pain, quality of life and functionality of users of a Unidade Básica de Saúde from Porto Alegre- Brazil. Mot Rev Educ Fis. 2011;17(4):719–27.

176. Çakmak Başer Ö, Ay S, Evcik D. Cost-effectiveness analysis of chronic mechanical back pain treatment modalities. Turk J Phys Med Rehabil. 2020;66(4):413–22.

177. Henkel J, Bak P, Otto R, Smolenski UC. Effects of selected preventive concepts on functional health in persons with non-specific chronic recurrent neck pain. Man Med. 2009;47(1):57–66.

178. Parreira P, Heymans MW, van Tulder MW, Esmail R, Koes BW, Poquet N, Lin CC, Maher CG. Back schools for chronic non-specific low back pain. Cochrane Database Syst Rev. 2017;8(8):CD011674.